BERG- UND WASSERFALLESSENZEN IN DER NEUEN ZEIT

DR. DORIS HAUK

© 2022 Dr. Mag. Doris Hauk, Wiedner Gürtel 12/12, 1040 Wien, Österreich

Herstellung und Verlag:
BoD – Books on Demand, Norderstedt

ISBN-10: 3-752-65997-9
ISBN-13: 978-3-752-65997-9

Texte: Dr. Doris Hauk
Herausgeber: Sann GmbH
Titelfoto: Dia, Adobe Stock
Satz: Carsten Sann

Die Deutsche Nationalbibliothek verzeichnet diese Publikation in der Deutschen Nationalbibliografie; detaillierte bibliografische Daten sind im Internet über http://dnb.d-nb.de abrufbar.

Anmerkung der Autorin

Die Vorschläge und Hinweise in diesem Buch können weder regelmäßige ärztliche Betreuung und medizinische Behandlung ersetzen, noch wollen sie das. Sämtliche in diesem Buch beschriebene Empfehlungen sind ohne Gewährleistung, Garantie oder Haftung seitens des Autors oder des Verlages.

Für meinen Mann Rudi und meinen Kindern Selina mit Markus und Raphaela, die mich täglich inspirieren und das Leben einfach so schön machen, sowie für meine Lehrer, durch die ich gelernt habe Materie auf allen Ebenen zu erfassen, unseren Mitarbeitern, Manfred und Reini, die uns vom Himmel unterstützen und Dani, sowie unserem tollen Kunden Carsten Sann, der nicht nur im deutschsprachigen Raum unsere Essenzen fantastisch vertreibt, sondern dieses Buch erst möglich gemacht hat.

Wien, im März 2022

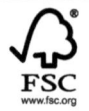

INHALT

GRUNDLAGEN

Der feinstoffliche Körper des Menschen

Neben der dichten Materie des physischen Körpers existiert ein feinstoffliches Energiesystem. Das feinstoffliche menschliche Energiesystem, umgibt und durchzieht den physischen Körper und ist für die meisten Menschen nicht sichtbar.

Dieses Energiesystem setzt sich aus drei Teilen zusammen: den Energiebahnen, den Energiekörpern und den Chakren.

Diese Teile des Energiesystems durchdringen einander und beeinflussen sich gegenseitig und auch den physischen Körper. Durch sie fließt die sogenannte feinstoffliche Energie.

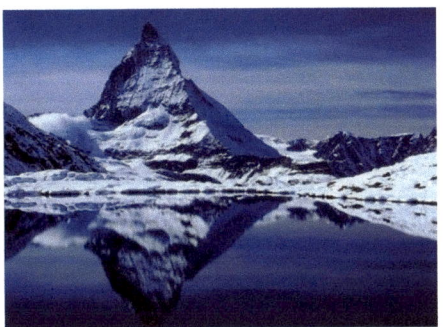

Die Energiebahnen

So wie der Körper von Blutgefäßen durchzogen ist, die die Organe mit Nährstoffen und Sauerstoff versorgen, so transportieren die Energiebahnen die feinstoffliche Energie. Die Energiebahnen werden auch Meridiane genannt. Die feinstoffliche Energie ist die Lebensenergie, die im Indischen „Prana", im Chinesischen „Chi" und im Japanischen „Ki" genannt wird. Diese Art der Energie nehmen wir durch die Nahrung, über den Atem und durch die Chakren auf.

Die Energiebahnen verbinden Organsysteme miteinander und versorgen den ganzen Körper mit der notwendigen Lebensenergie. Wenn ein ungehinderter Energiefluss möglich ist und wir genügend Energie aufnehmen, sind wir physisch und psychisch gesund. Kommt es jedoch zu Störungen und Blockaden im Energiefluss, werden bestimmte Körperteile unterversorgt. Ist dies längere Zeit der Fall, kommt es zu Erkrankungen. Genau hier können Sie mit der Einnahme der entsprechenden Essenz ansetzen und eine Blockade auflösen.

Die Aura

Unser Körper ist umhüllt und durchzogen von mehreren feinstofflichen Energiefeldern, die Aurakörper genannt werden. Die Aurakörper unterscheiden sich in Größe und Schwingungsfrequenz. Die Bergessenzen können jetzt in verschiedenen Schichten angreifen, je nach Blockade, Störung und natürlich Essenz. Eine kurze Beschreibung der einzelnen Schichten soll Ihnen einen kurzen Ein- und Überblick geben.

Der Ätherkörper

Die erste Auraschicht wird Ätherkörper genannt und hat die Form unseres Körpers; nur ist sie ca. 5-15 cm größer, hat die dichteste Schwingung und ist ein Zustand zwischen Energie und Materie. Der Ätherkörper erhält Lebensenergie über das 3. Chakra (Solarplexus), sowie Erdenergie aus dem 1. Chakra, und gibt sie über die Chakren und Energiebahnen an den physischen Körper weiter.

Die Uweinat-Essenz wirkt zum Beispiel über den Solarplexus. Die Stodertal Essenz, Long Tong Living und die Matterhorn Essenz wirken gut über das 1. Chakra. Diese Essenzen können an diesen Chakren angreifen und Blockaden lösen.

Der Emotionalkörper

Der 2. Aurakörper besitzt die zweitdichteste Schwingungsfrequenz. Er trägt und steuert die Gefühle. Grundqualitäten, wie Wut, Traurigkeit, Angst, Freude, Lustgefühle sind im Emotionalkörper vorhanden. Er hat eine Ausdehnung von 30 bis 50 cm über den Körper hinaus. Im täglichen Leben spüren wir die Grenzen unseres Gefühlskörpers immer dann, wenn uns jemand „zu nahe kommt", im positiven, wie im negativen Sinn. Je nachdem wie wir uns fühlen, strahlen wir eine bestimmte Energiefrequenz aus, die andere Menschen bewusst oder unbewusst wahrnehmen. Aber auch Gefühle, die wir verdrängen und selbst nicht mehr wahrnehmen, strahlen wir nach außen. Dadurch ziehen wir dann Menschen an, die genau dieses oder ein ähnliches Verhalten haben.

Die Rosengarten-Dolomiten, die Purakaunui, die Arkenu und die Alpspitze Essenz wirken über den Emotionalkörper.

Der Mentalkörper

Der 3. Aurakörper wird Mentalkörper genannt. In ihm laufen alle Gedanken, Ideen, bewusste und unbewusste Denkprozesse, rationale und intuitive Erkenntnisse ab. Erinnerungen, Moralvorstellungen und Glaubenssätze sind dort gespeichert und steuern unser Verhalten im täglichen Leben. Die Ausdehnung ist bis zu 1 Meter über den physischen Körper hinaus. Er steht in intensivem Austausch mit dem Gehirn. Der Mentalkörper verarbeitet die Sinneseindrücke. Er hat eine weitere wichtige Aufgabe. Er setzt die Impulse des Höheren Selbst, die über den spirituellen Körper kommen, um.

Alle Körper stehen miteinander in enger Verbindung, deshalb wirken die Bergessenzen, obwohl ihr Angriffspunkt ein ganz bestimmter ist, über alle Körper und können auch in den verschiedensten Körpern ihre Wirkung entfalten und so Blockaden lösen und verhindern. Hier wirken Uweinat, Sunwapta und Svartifoss.

Der spirituelle Aurakörper

Der 4. Aurakörper wird Astralkörper oder auch Kausalkörper genannt und hat eine Ausdehnung von 1 bis 1,5 Metern über den physischen Körper hinaus. Er bildet die Brücke zwischen den darunter liegenden Aurakörpern, die vor allem mit dem jetzigen Leben auf der Erde verbunden sind und den höheren Aurakörpern die wiederum vor allem mit unserem kosmischen und göttlichen Sein zusammenhängen. Die Iljinskij Essenz, die „oben mit unten" verbinden kann ist ein optimales Beispiel für den Angriffspunkt im spirituellen Aurakörper. Ebenso Mount Everest, Mount Vinson und Uluru.

Die Chakren

Neben den Meridianen und Aurakörpern gehören die Chakren auch zum Energiesystem. Sie sind Tore zwischen den Meridianen und der Aura. Sie leiten sowohl Energie, als auch Informationen weiter. Dazu nehmen sie Energie aus dem physischen Körper, den Aurakörpern und aus der Umgebung auf, transformieren diese und geben sie an die Energiebahnen und die Aurakörper weiter.

Chakra ist ein Sanskritwort und bedeutet *Energierad*. Es gibt viele Tausende solcher „Nadis" im Körper. Die sieben Hauptchakren entlang der Wirbelsäule werden von hellsichtigen Personen farbig gesehen und so beschrieben. Sie stehen mit den sieben primären Hormondrüsen des Körpers in Korrespondenz.

Die Hauptchakren haben immer auf der Vorder- und Rückseite des Körpers ihren Ausgang.

Ausnahme: Das Wurzelchakra hat seinen Ausgang nach unten und das Scheitelchakra nach oben.

1. Chakra: Wurzelchakra

Hier sitzt die „Mach' es möglich Energie", die Überlebensenergie, Durchsetzungskraft und der Mut.

Im negativen Sinn kann es in Form von Wut und Aggressionen gelebt werden. Der Organbezug sind die Wirbelsäule, Knochen, Nägel, Zähne, Beine und die Nebennieren. Die Lage ist im Beckenboden.

Die Essenzen: Long Tong Living, Stodertal, Matterhorn, Iljinskij und Fitz Roy greifen hier an.

2. Chakra: Sexualchakra

Dieses Chakra steht für Sexualität und Sinnlichkeit, für Selbstwertgefühl, Appetit und Verdauung. Die Fortpflanzungsorgane, Nieren, Verdauung, Haut und Flüssigkeiten im Körper sind mit diesem Chakra verbunden. Die Lage ist etwa drei Fingerbreit unter dem Nabel.

Die Fitz Roy und die Bodensee Essenzen greifen ebenfalls im 2. Chakra an.

3. Chakra: Solarplexus

Das Thema des 3. Chakras ist der persönliche Wille, Macht, Dominanz, Angst und Verarbeitung von Gefühlen und Erlebnissen. Die Lage ist in der Mitte zwischen dem Brustbeinende und dem Bauchnabel.

Der Organbezug ist Leber, Magen, Galle, Bauchspeicheldrüse, vegetatives Nervensystem, Gelenke, Spannungszustand der Muskulatur, Energiestoffwechsel und die Entgiftung über die Ausscheidungen.

Uweinat und Uluru sind hier die richtigen Essenzen.

4. Chakra: Herzchakra

Das Thema hier ist die Fähigkeit zur bedingungslosen Liebe, Harmonie, Mitgefühl, Konzentrationsfähigkeit und Heilung. Die Lage ist in der Nähe der unteren Brustbeinspitze.

Der Organbezug ist natürlich: Herz, Lunge, Kreislauf, Thymusdrüse, Entspannungszustand der Muskulatur, die Haut und die Entgiftung über Einlagerungen im Fettdepot.

Die entsprechenden Essenzen sind die Rosengarten-Dolomiten, die Purakaunui und die Arkenu Essenz.

5. Chakra: Hals- oder Kehlchakra

Die Funktionen dieses Chakras sind die Kommunikation, der Selbstausdruck, die Kreativität, Inspiration und die Individualität. Die Lage ist vorn im Bereich des Kehlkopfs.

Der Organbezug ist Hals, Nacken, Schilddrüse, Stimme, Kehle, Bronchien, Lunge, Ausgleich des körperlichen und geistigen Wachstums, Verbindungspunkt zwischen Geist und Materie.

Die Präbichl-Lungen und Augrabie Essenzen greifen genau am 5. Chakra an.

6. Chakra: Stirnchakra oder 3. Auge

Die Funktion dieses Chakras unterstützt das nach-innen-Sehen, das innere Wissen, das Sehen von höheren Wahrheiten, Intuitionen, Erkennen des eigenen Weges im kosmischen Zusammenhang und das erkennen des Selbst.

Die Lage ist vorn zwischen den Augenbrauen und über der Nasenwurzel, am Hinterkopf ist der Ausgang etwas weiter unten.

Die Piz Bernina Essenz greift am 6. Chakra an.

7. Chakra: Kronen- oder Scheitelchakra

Die Spiritualität, die Selbstverwirklichung des kosmischen Bewusstseins und die Transformation wird über diese Chakra gelebt.

Die Iljinskij, Mount Everest und Svartifoss Essenzen greifen unter anderem hier an.

Entstehung von Krankheiten

Jede Krankheit, sprich Störung hat ihre Ursache in einem alten, negativen polarisierten Programm. Jedes dieser Programme kann jedoch in jedem Moment speichertechnisch verändert werden. Die Bergessenzen helfen dabei sehr gut Störungen so zu beseitigen.

Zum Ursprung einer Erkrankung oder Störung zu kommen ist oft gar nicht so einfach, da dieser manchmal auch in einem anderen Leben begründet ist. Mit Hilfe in einem anderen Kapitel besprochener Austestmethode können Sie vielleicht Ihr persönliches Thema herausfinden und auflösen.

Krankheiten zeigen also sowohl auf grob- oder feinstofflicher Ebene noch bestehende Ungleichgewichte an, die sowohl gedanklich als auch gefühlsmäßig anzunehmen sind und damit zu einer Änderung mancher bisheriger Lebensgewohnheiten führen müssen.

Eine Krankheit kann als Warnsignal betrachtet werden, das auf einen selbst gewählten Zerstörungsprozess hinweist, als Hinweis des Körpers an seinen Benutzer, an der jetzigen Situation etwas programmatisch zu verändern. Jede Krankheit wirkt somit als neutraler korrigierender Ratgeber, der die Selbstheilungskräfte anregt.

Das klingt ja alles gut und schön, doch ganz ehrlich, wer weiß schon gleich auf Anhieb, welches System in seinem Körper und Geist gerade eben umprogrammiert werden muss.

Also muss ein Hilfsmittel her. Und dieses Mittel heißt „Berg- und Wasserfall Essenzen".

Der wirklich falsche Weg wäre, die Krankheit zu bekämpfen und somit noch mehr negative Energie zu aktivieren und natürlich nur die Symptomatik zu behandeln.

Mit Hilfe der Berg- und Wasserfall Essenzen können Sie vielleicht auch die Botschaft Ihrer Erkrankung entschlüsseln.

Also los, werden Sie Ihre eigener Heiler!

Die Wirkung der Bergessenzen

Die Essenzen enthalten Energieimpulse und Informationen zu den grundlegenden Lebensthemen oder Seelenqualitäten. Bei der Anwendung einer Essenz erhalten Körper und feinstoffliche Systeme Impulse, es entsteht Resonanz.

Dadurch kommt es zur Auflösung der Störungen. Wenn die Impulse der Essenz eine längere Zeit wirken, kann der Mensch wieder in seine natürliche Schwingungsfrequenz kommen.

Durch die feinstofflichen Schwingungen der Bergessenzen können Krankheiten ihres Körpers heilen, da der Energiefluss zwischen den Energiekörpern,

Chakren und Meridianen ausgeglichen werden. Die Störungen und Blockaden beginnen sich aufzulösen, und die Energie fließt wieder harmonisch. Ihr Körper hat sich somit selbst geheilt. In vielen Fällen beginnt auch ein Prozess der Bewusstwerdung, das heißt das Thema wird geistig bearbeitet und integriert.

Die Bergessenzen können zu jeglicher anderer Therapie dazu dosiert werden.

Sie ersetzen kein Heilmittel der Schulmedizin oder eine psychologische Behandlung.

Es kann in einigen Fällen zu einer Erstverschlimmerung kommen. Genau aus diesem Grund sollte die Einnahme immer einschleichend begonnen werden, sprich mit ein bis zwei Tropfen innerhalb der ersten Tage, maximal dreimal täglich. Die zweite Woche können Sie bereits fünf Tropfen dreimal täglich einnehmen. Fünf Tropfen sind auch die gewünschte Dosierung, die in Notfällen sehr wohl auch stündlich eingenommen werden können.

Der Körper und auch der Geist beginnen mit Entgiftungs- und Entschlackungsprozessen. Mit dem Trinken von 2-3 Litern reinen Wassers unterstützen Sie ihren Körper sehr positiv in diesem Prozess. Es können auch Erstverschlimmerungen der physischen und psychischen Symptome auftreten. Bei der Einnahme beispielsweise der Matterhorn Essenz kann es sehr leicht zu einer Verschlimmerung einer Verkühlung kommen, die sich dann aber in einem halben Tag verbessert.

Die Bergessenz greift am entsprechenden Chakra und somit am Energiekörper an und löst gewisse Blockaden im Meridiansystem und natürlich auch in der Aura. Im weiteren Sinne wird auch der Kontakt zu ihrem Unterbewusstsein wieder voll aktiv und Sie haben Kontakt zu Ihrem Ursprung, zur Quelle. Damit kann die Blockade´, bzw. die Idee dahinter, ins Bewusstsein gelangen und von Ihnen behandelt und gelöst werden. Das Einzige, das Sie dazu beitragen müssen, ist sich auf Ihr Gefühl einzulassen und mit Ihrem Herzen all die Gefühle und Emotionen spüren: sei es Angst, Schmerz, Panik, das Gefühl des Verlassenseins, usw.

Die entsprechende Bergessenz hilft Ihnen dabei die entsprechende Emotion sehr gut zu ertragen, und dann in eine positive Emotion zu überführen. Trauer geht beispielsweise über in Freude. Im Zeitraum der Einnahme wird Ihr Energiekörper lichtdurchlässiger, das heißt Ihre sogenannte Schattenseiten werden beleuchtet und energetisiert, und natürlich somit „sichtbar".

Wasser und Licht in lebenden Zellen

Wir müssen zu allererst einmal das Wesen von der Speicherkapazität des Zellwassers im Menschen und die Informationsübertragung zwischen den Zellen durch Biophotonen „durchleuchten", um die Wirkung der Bergessenzen zu verstehen.

Der Mensch und sein „Wasser"

Der Mensch besteht zu 60-70 % aus Wasser, ein Säugling sogar aus 80 %. Das Zellwasser muss immer wieder gereinigt und erneuert werden. Sinkt der Gehalt unter 50 %, erlahmen die Lebensprozesse und die Zelle stirbt. Alex Carrel entdeckte, dass eine Zelle, deren Flüssigkeit immer wieder erneuert wird praktisch unsterblich ist. Für diese Entdeckung bekam er den Nobelpreis für Medizin im Jahre 1912.

Die Gewebsflüssigkeit außerhalb der menschlichen Zelle schwankt zwischen flüssig und kristallin. Der Mensch ist praktisch ein Flüssigkeitskristall.

Die „Flüsse" im menschlichen Körper versorgen nicht nur Organe über den Blut- und Lymphstrom, sondern regulieren auch den Säure-Base-Haushalt, den Sauerstoff-, Wärme-, Elektrolyt- und natürlich den Wasserhaushalt. Auch die Energieflüsse der Nerven und die sogenannten Meridiane werden über dieses „Flusssystem" mit Allem versorgt.

In diesem Wasser werden alle Informationen gespeichert. Masaru Emoto konnte dies mit seinen Versuchen mit Eiskristallen sehr gut und anschaulich beweisen. Jedes einzelne Wort, ob gut oder schlecht, wird im Wasser gespeichert. Doch nur die guten Begriffe lassen das Wasser, Zellwasser, auskristallisieren. Die „bösen" Ausdrücke verhindern eine Kristallisation und lassen keine Speicherung von schönen Mustern zu.

Das Licht in unseren Zellen

In jeder einzelnen Zelle laufen bis zu 100.000 chemische Reaktionen pro Sekunde ab. Die Steuerung hat Prof. Fritz-Albert Popp als Biophotonen identifiziert. Nur die Biophotonen des Lichts und andere Wellenpakete in Form so genannter Ringwirbel sind dazu in der Lage die Prozesse im Körper zu steuern, eine biochemische Regulation wäre viel zu langsam.

Die Menge des „Lichts" entscheidet, wie fit oder krank wir sind, ob unsere Abwehrkräfte stark oder geschwächt sind. Neben diesen Photonen kann die menschliche Zelle auch noch „freie Energie" einfangen, für ihren Energiebedarf, zur Informationsübertragung und zur Steuerung.

Die Bergessenzen können erwiesenermaßen diese Prozesse unterstützen. Indem in ihnen auch „Metallschwingungen" zu finden sind, können sie die DNS Spiralen (die stofflichen Träger der Erbinformation in der Zelle) und andere spiralförmige Substanzen, wie Hormone, Hämoglobin (roter Blutfarbstoff), Enzyme, sowie bestimmte Eiweiße als „Magnete", Speicher und Sender für das „innere Licht" positiv beeinflussen.

Die Spiralenform hat in der Natur eine sehr wichtige Funktion. Sie wird von dem Wirbelphysiker und Neutrinoforscher Prof. Konstatin Meyl als „Teslaspule" (die bekanntlich spiralförmig gewickelt ist) – die Energiezentrale jeder Zelle – bezeichnet. Spiralförmige

Strukturen können den superschnellen Neutrinos Rotationsenergie entziehen und daraus Elektronen materialisieren. Die Spiralmoleküle erzeugen durch die Elektronenwolken ihrer Atome ein schwingendes Feld um sich, wodurch sie mit den Neutrinos in Resonanz treten können. Dadurch wird Energie auf das Molekül übertragen, eben die Mitochondrien, die in jeder Zelle die Energiezentrale bilden, haben die Form einer Tesla-Spule.

Die Bergessenzen können, indem sie die Informationsübertragung in den Zellen beschleunigen, dem Menschen helfen, dass seine intrazelluläre Informationsübertragung beschleunigt und richtig gesteuert wird. Somit können reinigende und heilende Prozesse gefördert werden.

Die energetische Unterstützung durch die Bergessenzen kommt nur durch die sogenannte freie Energie, die die Bergessenzen dem Organismus zur Verfügung stellen. Nach Professor Meryls Theorie ist die freie Energie nichts anderes als das Neutrinomeer. Spiralmoleküle können den superschnellen Neutrino-Teilchen Bewegungsenergie entziehen und für den Organismus nutzbar machen.

Wie kommt es zur Wirkung der Bergessenzen?

Professor Popp mit seiner Biophotonenforschung konnte feststellen, dass Enzyme mit ihren zusammengekringelten Eiweißketten Hohlräume bilden. Mit der Biophotonenforschung konnte gezeigt werden, dass diese Hohlräume wie kleine Sende- und Empfangsstationen fungieren. Anhand der DNA Forschung entdeckte Popp, wie sich passende Moleküle auf Hohlräume zu bewegen und ein ständiger Austausch von Biophotonen zwischen „DNS-Höhlen" und dem Molekül einsetzt, die sogenannte Photonen-Resonanz. Die jeweilige Frequenz und Intensität des Biophotonen -Lichts ist dafür entscheidend, welches Molekül herangezogen wird und welche biochemische Reaktion stattfindet.

Mit dieser Erkenntnis ist gut erklärbar, wie die entsprechende Bergessenz ihren „Bestimmungsort" erreicht und die von mir erforschten Wirkungen in Körper, Seele und Geist hervorruft.

Unterscheidung der Biophotonen und Photonen

Biophotonen sind Photonen (=Lichtquanten), die aus lebenden Zellen strahlen. Doch es handelt sich nicht um die Art der Photonen, wie sie in der Physik bekannt sind, sondern es ist das Licht der Zellstrahlung, das in den 1970er Jahren von Prof. Fritz Popp entdeckt und bewiesen wurde. Die „Strahlen aus Zellen" wurde mit einem Gerät, das man Photomultiplier (Photonen-Vervielfacher) nennt, gezeigt und bewiesen. Es liefert den Nachweis für eine Zellstrahlung, die allen Organismen eigen ist. Da die Ausstrahlung von Biophotonen aus den Zellen aber maßgeblich von der zugeführten Energie und Menge der Photonen des Sonnenlichts abhängt, ist die Anreicherung und Qualität (Frequenz) durch Photonen auch wesentlich mitentscheidend dafür, wie viele und wie stark Biophotonen aus den einzelnen Zellen ausstrahlen und dann durch Restlichtverstärker sichtbar und messbar werden.

Zurückzuführen ist die Biophotonenforschung auf Arbeiten des russischen Biologen und Arztes Alexander Gurwitsch, die der österreichische Physiker und Nobelpreisträger Erwin Schrödinger in den 1930er Jahren fortführte. Er fand heraus, dass die innere Lebensordnung biologischer Organismen in Verbindung mit dem Sonnenlicht steht. Licht spielt für die Herstellung der Ordnung in Organismen offensichtlich eine große Rolle.

Die Kohärenz (Ordnung, Bündelung, Strahlung) des Sonnenlichtes wiederum schien in unmittelbarem Zusammenhang mit der Ordnung in biologischen Zellen zu stehen. Zellen nehmen nicht allein Lichtenergie (Photonen) auf, sondern damit gleichzeitig die darin enthaltene Information und Ordnung. Diese Informationen und Energien spielen eine wesentliche Rolle, wie sich die Zellen entwickeln.

Und ausgerechnet eines der modernsten Gebiete der Naturwissenschaft – die Quantenphysik – tritt den Beweis dafür an, dass alles, was lebt im wahrsten Sinne des Wortes Licht enthält und ausstrahlt, also „erleuchtet", das heißt. Von einer Lichtaura umgeben ist. Nicht nur Menschen, sondern genauso jedes Tier und jede Pflanze, ja jede Zelle strahlt Licht aus, solange ein Funke Leben darin ist. Man kann das Licht im wahrsten Sinne des Wortes als „Lebenslicht" bezeichnen – ein Ausdruck, der zwar schon immer in der Umgangssprache Verwendung fand, aber wohl ohne dass seine wirkliche Bedeutung nur erahnt wurde.

Das „Zelllicht"

Das sogenannte Biophotonenlicht ist sehr schwach. Seine Abstrahlung ist so gering, dass man 1.000 Photonen pro Quadratzentimeter und Sekunde ungefähr mit einem Kerzenlicht aus 20 Kilometern Entfernung vergleichen kann. Weiters reicht es nach heutigem Kenntnisstand vom ultravioletten über den sichtbaren Frequenzbereich bis zum infraroten Bereich und ist das ruhigste und gleichmäßigste Licht. Es reagiert gegenüber äußeren Einflüssen äußerst empfindlich. Dieses Licht hat die Fähigkeit ,nach jeder Erregung wieder in die ursprüngliche Ordnung zurückzukehren, die für die jeweilige Zelle des biologischen Systems typisch sein wird.

Ob eine Zelle gesund, krank oder sogar schon tot ist, lässt sich in erster Linie daran erkennen, inwieweit sie Licht speichern und weitergeben kann.

Biophotonen sind nicht nur als biophysikalisches Phänomen interessant, sondern vielmehr deswegen, weil sie ein neues tieferes Verständnis für die Zusammenhänge von Steuerung, Organisation und Kommunikation in lebenden Organismen vermitteln. Kurz gesagt ein Zeichen ,wie Gesundheit und Krankheit funktioniert.

DNS als Informationsträger

Die DNS ist wichtigster Träger und Speicherort der Biophotonenstrahlung. Diese sogenannte Desoxyribonukleinsäure, ein Bestandteil der Zelle, in dem die Erbinformation eines biologischen Systems enthalten sind. Die DNS liegt als Doppelstrang vor, sie ist vorwiegend im Zellkern vorhanden und dort in den Chromosomen lokalisiert. Sie ist der Träger der genetischen Information, die ein Wesen zu dem machen, was es ist.

Außer der DNS können auch verschiedene andere Biomoleküle Licht speichern. Allerdings überträgt die DNS durch ihre besondere Molekülstruktur wesentlich mehr Regulationsinformationen als andere Biomoleküle. Wenn die Ordnung auf der DNS-Ebene gestört ist, wenn Information nicht mehr gespeichert, gehalten und in der richtigen Weise weitergegeben werden kann, entstehen Krankheiten.

Lichtverarbeitung der DNS

Sonnenlicht enthält riesige Mengen von Frequenzen, sprich Informationen, die in die Zellen gelangen. Das bedarf gigantischer Speicher- und Verarbeitungsmöglichkeiten.

Die Verarbeitungsfähigkeiten extrem vieler Informationen hängt mit der extrem hohen Informationsdichte in der DNS zusammen. Die DNS hat eine milliardenfach größere Kapazität zur Speicherung von Information, als es bislang technologisch möglich erscheint.

Professor Popp meint, dass jede Zelle ein Volumen von 10^{-9} Kubikzentimetern hat. Darin ist ein zwei Meter langes DNS Molekül auf raffinierteste Weise aufgeknäult. Auf diesen zwei Metern befinden sich wiederum 10^{10} Basenpaare. Wenn sie alle Basenpaare eines Menschen auf einen Faden reihen, kommt eine Strecke von 10^{13} Metern heraus – das ist etwa der Durchmesser unseres Planetensystems. („Wie im Kleinen, so im Großen").

Diese extrem hohe Informationsdichte führt zu einem Phänomen, das in der Physik „Bose-Kondensation" heißt. Photonen werden dabei regelrecht kondensiert und eingefroren. Sie haben dort einen völlig neuen Aggregatzustand, den wir technisch nicht nachbauen können. Das Licht wird dadurch gespeichert, als würde es in einen Kühlschrank gesaugt. Das sorgt für die elementare Stabilität, die es einem lebendigen System erlaubt, zu organisieren und dabei Ordnung zu kumulieren, sprich anzuhäufen.

Informationsübertragung

Drei sowjetische Wissenschaftler, S. Stschurin, V. P. Kasnaschejew und L. Michailowa haben nach über 5.000 Experimenten bestätigt, dass lebende Zellen durch Biophotonen Informationen übertragen. Diese Strahlung wird mit Hilfe hochempfindlicher Restlichtverstärker (Photomultiplikatorröhren) gemessen.

Kommunikation der Zellen

Für Popp ist der Schlüssel zur Kommunikation aller Lebewesen Licht. Forschungen, unter anderem von Leonard Laskow (Healing with Love), die sich auf 1.700 Experimente stützen, haben gezeigt, dass die DNS der lebenden Zelle mit der DNS der Nachbarzellen kommunizieren kann, indem sie in Form von Licht Energie und Informationen übermitteln. Dieses Licht resultiert aus der Bewegung von Photonen.

Organsteuerung

Der Körper hat etwa 100 Organe, 206 Knochen, 650 Muskeln und 68 Gelenke. In jeder Minute sterben und entstehen 100 Millionen Zellen. Die Kommunikation kennt keine Unterbrechung. Jede Zelle empfängt mehrere tausend Botschaften in der Sekunde. Die Information zwischen den Zellen verbreitet sich mit 320.000 km/s (entspricht der Lichtgeschwindigkeit!). Nur zwei hundertstel Sekunden sind nötig, damit eine am Fuß empfangene Information bis ins Gehirn gelangt.

Popp beschreibt, dass pro Sekunde etwa 10 Millionen Zellen, die in unserem Organismus absterben, in der richtigen Weise wieder nachgeliefert werden müssen. Die dazu nötigen Informationen bedürfen der Geschwindigkeit des Lichts. Diese Art von „Laserlicht" in unseren Körperzellen scheint eine Art Informationsdienst zu sein, dessen Signale mit weit größerer Geschwindigkeit und Effizienz Informationen im Organismus von Pflanze, Tier und Mensch weitergeben und biologische Prozesse steuern, als dies über biochemische Kanäle möglich ist.

Mehr als 36 Millionen biochemische Reaktionen im menschlichen Organismus werden durch die Lichtbotschaften mittels der Biophotonen in Verbindung mit der DNS gesteuert.

Jede Störung des Biophotonenfeldes (beziehungsweise von Ätherkörper/Seele) breitet sich mit Lichtgeschwindigkeit über den gesamten Organismus aus und reguliert auf diese Weise das System mittels Rückkopplung und strukturiert es auch so. Dazu brauchen die Zellen ständig neue Energie (durch Biophotonen). Daher ist es sehr wichtig aus der Sonne bzw. Natur möglichst hoch mit Biophotonen angereichertes Licht, Luft, Wasser, Nahrung oder Medikamente zu erhalten.

Die Bergessenzen sind eine richtige Energiequelle und voll mit vielen Informationen. Das bedeutet für den Körper, das Informationen mit hoher Geschwindigkeit an den richtigen Zellort gelangen, und somit den Körper in die richtige Funktionsschiene führen kann. Beispielsweise kann die Präbichl-Lungenessenz bei einem Asthmatiker die Information liefern, sprich richtiges Atmen, richtige Muskelfunktion zur richtigen Zeit – beim Ein- oder Ausatmen – an der richtigen Muskelstelle und Sauerstoffaufnahme und Kohlendioxidabgabe über die Zellmembranen und die Atmungskette gewährleisten.

12-Strang DNS und Lichtkörper

Die DNS, wie wir sie von der Naturwissenschaft beschrieben bekommen ist zum ersten Mal 1896 vom Schweizer Chemiker Johann Friedrich Miescher identifiziert und als „Nuclein" bezeichnet worden. Seine Struktur, eine Doppelhelix wurde 1953 von Watson und Crick entdeckt, die auf der Forschung von anderen Personen aufbauten. Unter diesen war der Vitamin C Forscher und zweifacher Nobelpreisträger Linus Pauling, der schon damals einen dritten Strang vermutete.

In den 90er Jahren des vorigen Jahrhunderts konnte bereits bei spirituell sehr begabten Kindern ein 3. Strang festgestellt werden.

Die Entwicklung der 12-Strang DNS ist sozusagen das Beiwerk des Aufstieges in die 5. Dimension. Ursprünglich, so wie uns die Sumerer übermittelten, wurde die DNS auf 2 Stränge durch die Kontrolleure der Erde, die Annunaki aus dem Orion Reich und die Reptiloiden aus dem Drako Reich, reduziert. Aus der Bibel kennen wir diese Geschichte als den Fall von Adam und Eva aus dem Paradies.

Im Grunde genommen geht es eigentlich gar nicht darum, dass sich die DNS zu 12 oder mehr biochemischen Strängen entwickelt, die experimentell beobachtet werden können, zum Beispiel durch rekombinante Techniken, sondern darum, dass die so genannte Junk-DNS, welche die Information aller Inkarnationen der Seele und vieles mehr enthält, nun auf höherfrequenten astralen Ebenen aktiviert wird, wo die eigentliche Regulation der DNS-Codierung durch die Seele stattfindet. Somit ist auch die Wirkung der Essenzen in diesem Prozess erklärbar, da die Essenzen unter anderem auch sehr gut auf der Seelenebene wirken.

Diese sich überlagernden, hochfrequenten, gespeicherten Informationen können derzeit von materiellen Instrumenten nicht gemessen werden, da ihre Grenzen durch die Plancksche Konstante (Plancksches Wirkungsquantum) bestimmt wird, die das elementare Aktionspotential der Photonen-Raumzeit ist, das kleinste Energiequant, das mit materiellen Geräten gemessen werden kann. Dieses Phänomen wird derzeit als Heisenbergsche Unschärferelation bezeichnet und ist von zentraler Bedeutung für die konventionelle Interpretation der Quantenmechanik.

Die DNS Werte der „neuen"10 Stränge liegen außerhalb der Planckschen Konstante und können derzeit so nicht bestimmt werden, da sie auch auf Photonenenergie beruht, die den Aufstieg in die 5. Dimension voraussetzt.

Mit der Erforschung des Lichtkörperprozesses kam es zur Annahme, da in unserer Matrix alles auf 12 funktioniert, also 12 Stunden des Tages, 12 Monate des Jahres, dass auch die DNS auf 12 funktionieren muss und die fehlenden Schichten oder Stränge noch im Unsichtbaren liegen. Was unbedingt dazu gesagt werden muss, ist, dass es keinen aller-wichtigsten DNS Strang gibt, es kann in jedem unserer Stränge bereits Erleuchtung stattgefunden haben.

Die ersten drei Stränge sind quasi Erdungsstränge und unserer irdischen Dimension am nächsten und für uns leicht zu verstehen. Hier geht es definitiv um den physischen Körper und hier ist man mit allen Essenzen erfolgreich.

– Die erste DNS Gruppe –

1. Strang: Die Antenne des Körpers

Der erste Strang dient als Bote für alle weiteren Stränge. Er sitzt fest in 3D und auch gleichzeitig in der Multidimensionalität.

Der 1. Strang ist die Antenne, die die Instrumente des Körpers aufeinander abstimmt. Er wandelt Multidimensionales in Informationen und dann Aktionen um. Er steht nie für sich allein, sondern braucht das ihn umgebende System, damit er funktionieren kann. Er verbindet das erste mit dem zweiten Bewusstsein. Aus der 3D-Sicht stellt er das Genom dar. Also alle Teile der Doppelhelix, die das DNS Molekül bilden. Für die Wissenschaft ist er etwas Vollständiges, aber auch ein riesiges Rätsel.

Die Kommunikation mit allen anderen Strängen und die Konfluenz der Synchronizität sind das große unbekannte und unerkannte Attribut. Die Wissenschaft weiß auch, dass er existieren muss.

Drei Prozent stellen den biologischen Motor dar, der Rest fungiert als multidimensionale Suppe, die den Motor zum Handeln bewegt. Diese „Suppe" ist die Energie, die durch Berührung der Meister Wunder im menschlichen Körper bewirken kann, durch den übernatürlichen Kontakt erhält die DNS lediglich die Anweisungen die 3D-Chemie zu verändern.

Viele Wissenschaftler nehmen bereits an, dass der Körper über ein 2. Gehirn verfügen muss, da im Rahmen einer Wirbelsäulenverletzung dennoch Signale zum Herzen und zum Gehirn gelangen. Es geschieht in Form einer magnetischen Induktion, quasi Signalübertragung ohne Leitungskabel.

Ebenso verhilft die Aktivierung der DNS zum Aufbau der Merkaba unseres Lichtkörpers, den wir zum Aufstieg benötigen. Unser ganzes Selbst fährt auf einer Merkaba, einem Urmuster aus einer kristallinen Lichtstruktur, die sich etwa acht Meter über den Körper ausdehnt. Und aus dreimal drei rotierenden Tetraedern besteht, die dann eine Bewusstseinserweiterung, Reinigung und Beschleunigung des Stoffwechsels auf allen Ebenen einleiten kann. Hier ist natürlich Uluru, Uweinat und die Arktische Kordillere eine gute Wahl.

Die DNS besteht hauptsächlich aus willkürlichen chemischen Verbindungen, die mit den proteinkodierten Teilen der DNS kommuniziert. Das macht über 90 % des Genoms aus und wird oft als

Müll angesehen. Die DNS und nicht das Gehirn ist der Chef-Synchronisierer des menschlichen Körpers.

Die DNS folgt dem Karma, denn das ist die spirituelle Blaupause, auf deren Grundlage die Gene zusammengesetzt werden.

Der 1. und 2. Strang repräsentieren die Doppelhelix, sie enthält die 3D Teile und auch die Multidimensionalität. Sie arbeitet als Empfänger und als Sender, der die Informationen aus den multidimensionalen Schichten in unsere Genstruktur einpflanzt. Sie ist der entscheidende Mittelpunkt, dass alles funktioniert. Ihr Partner ist der 9. Strang.

Die Essenzen Stodertal, Kailash, Bischofsmütze, Krk, Matterhorn, Iljinskij, Fitz Roy, Monument Valley und Arktische Kordillere sind hier sehr wirkungsvoll.

2. Strang: Der göttliche Bauplan

Hier geht es um den göttlichen Bauplan und das Karma, bzw. die Befreiung daraus. Die Zahl 2 steht für die Polarität, bzw. für die Dualität. Dies ist das Zusammenprallen zweier Konzepte in einem singulären Bewusstsein. Für mich ist es nicht nur der fleischlich-körperliche, biologische Mensch, der auch Teil Gottes ist, sondern auch der humanoide und reptiloide Anteil, quasi das genetische Experiment Mensch.

Der Mensch hat die freie Wahl in welche Richtung er geht, ob in die lichte oder dunkle. Wenn die Dualität im Menschen im Gleichgewicht ist, dann ist die Lebensaufgabe viel klarer und der ewige Kampf zwischen reptiloiden und humanoiden Anteilen würde endlich ein Ende nehmen und Integration und Friede wären die Zukunft. Ein wahrlich goldenes Zeitalter, dass ja bereits von Nostradamus vorausgesagt wurde. Hier geht es auch um den spirituellen Bauplan und um die Balance der Dualität.

Der 2. Strang arbeitet sehr gut mit dem 8. Strang zusammen. Hier ist Mount McKinley, Bodensee, Iguazú, Krk, Kailash und Havasu besonders wirkungsvoll.

Der 8. Strang ist die vollständige persönliche Akasha Chronik eines Menschen. Jeder Mensch trägt Dutzende von Kernproblemen aus früheren Leben mit sich herum. Wenn wir geboren werden, wird der gesamte 3D-Vererbungsfaktor, also dem Anteil der Eltern plus unserer Akasha Information jeder einzelnen Zelle mitgegeben.

In der Numerologie steht die Acht für Verantwortung und praktischer Manifestation. Sie erzählt, wer Du bist und welche Verantwortung Du auf der Erde hast, wie gut Du Dich in der 3D-Welt strukturieren kannst, obwohl Du eigentlich ein multidimensionales Geschöpf bist.

Bei der Geburt sind wir noch ein sehr quantenhaftes Wesen und sehen viele Dimensionen. In den ersten sieben Lebensjahren kämpft dann die Dreidimensionalität darum, die Kontrolle zu übernehmen und meistens schafft sie das auch; die Kinder verlieren dann oft ihre Aurasichtigkeit und den Blick in die Anderswelt.

3. Strang: Aufstieg und Aktivierung

Dies ist der Strang der Aktion. Er lenkt die Körperchemie durch die DNS, eine Art Chemieaktivator, damit das erreicht werden kann, was das Bewusstsein braucht. Die DNS ist bereit sich lenken zu lassen, was viele Heiler auch tun. Diese Schicht verstärkt unsere Kraft der Zellstruktur, damit wir länger leben, unser Denken ausgewogen ist und unsere Ängste überwunden werden können. Wenn ein Heiler diesen Strang aktiviert, dann wird Deine 3D Chemie aktiviert, die daraufhin jenes manifestiert, woran Du in der Dreidimensionalität gearbeitet hast.

Die DNS ist die Antenne des Körpers, sie lauscht auf Deine Epiphanie, misst die Höhen Deiner Freude, die Gipfel der Leidenschaft, aber auch die Angst und Frustration.

Die Drei steht hier auch für das innere Kind und die Dreifaltigkeit. Und hier hat die Freude das sagen, wie die Kinder, die es immer und immer einfordern und täglich viel lachen. Als Kinder hatten wir keine Sorgen im Idealfall und wurden immer geliebt.

Mit dieser Schicht wird auch die Akasha Chronik geheilt und es ermöglicht uns allen zu verzeihen, die uns das innere Kind genommen haben. Es bringt unser Herz zum Schmelzen und erzeugt ein Licht in dessen Schein weder Dunkelheit noch Hass existieren können.

Alle Meister haben diese Schicht auf höchstem Niveau und sie sind eins mit der Natur und die Natur gehorcht ihnen.

Hier kommt die Essenz Krk zum Einsatz.

– Die zweite DNS Gruppe –

Die Stränge 4, 5, und 6 sind die Stränge der menschlichen Göttlichkeit

4. und 5. Strang: Deine Engelsnamen-Schichten

Es ist bekannt, dass wir im Rahmen unserer Geburt uns von einem Teil von uns selbst verabschieden müssen, dass hinter dem Schleier bleibt, da wir uns in unserer vollständigen Gottesform nicht hier auf Erden bewegen können. Wir spalten uns in viele Teile auf. Das Höhere Selbst ist für manche irgendwo, aber in Wirklichkeit ist es in der DNS. In der DNS ist quasi alles kleiner gezippt, da es für unsere Dreidimensionalität zu groß wäre. Weiters spalten sich auch unsere so genannten Führer und Engel aus der heiligen Seelengruppe ab.

Bei der DNS ist es wie ein Heimkommen zu Gott. In der Phase der Neuanpassung und Neuausrichtung, zum Beispiel nach einer Aktivierung fühlen sich viele Menschen nicht so gut, wie grippig oder auch allein gelassen, da hier sich wirklich nicht nur die Zellen neu ausrichten, sondern auch die geistigen Führer kurz zurückweichen um dann wie neu ausgerichtet und mit mehr Schwingungsfrequenzen zurückzukehren, da wir ja mehr dann aufnehmen können, ohne dass es uns umhaut oder wir es nicht verstehen.

Sogar Christus am Kreuz hat geschrien: Mein Gott, warum hast Du mich verlassen, weil er in seiner Meisterschaft eine kurze Neuausrichtung seiner begleitenden Frequenzen erfuhr.

Aber am wichtigsten ist das Mitschöpfertum, die Ko-Kreation, die eigene Absicht, die prägt die DNS am meisten. Auch die Seelengruppe ist betroffen und macht genauso Fortschritte. Diese Form der Ko-Kreation ist auch eine Art der Nächstenliebe und unter dem Motto: „Was Du für einen meiner Brüder getan hast, hast Du auch für mich getan", sprich wir tun es dann auch für die gesamte Schöpfung.

Indem wir multidimensional sind haben wir auch Engelsnamen, die die Energie beschreiben, die wie ein Kristall immer als Information auf diesem Planeten bleibt, entweder aktiviert während Deines Lebens oder deaktiviert als Erinnerung in Gaias Energie.

Die Zahl Vier bedeutet pure Materie, Mutter Erde Struktur und Fünf ist die Geschwindigkeit, mit dieser Energie kann ein Mensch sich dimensional verändern, sprich sich hin zum Spirituellen verändern. Und 4+5 ist 9, die Zahl der Transformation.

Die Essenzen des 4. Und 5. Chakras kommen hier alle in Frage.

6. Strang: Gebet- und Kommunikation – das Höhere Selbst.

Wenn wir den inneren Schöpfer spüren, spüren wir das Höhere Selbst. Es ist die Verbindung zur anderen Seite. Um mit dem Höheren Selbst in Kontakt zu treten ist es wichtig sich selbst zu lieben.

Die DNS ist der Aufzug dorthin. Wenn zu viel auf einmal erreicht wird geht das oft mit Kopfweh, schlaflosen Nächten und Magenproblemen einher. Deshalb ist es wichtig in kleinen Dosen diese Schicht zu aktivieren. Und dies alles wird von der Kirche dem Heiligen Geist zugeschrieben und liegt im Höheren Selbst. Mit dieser Energie kannst Du die andere Seite hinter dem Schleier kontaktieren.

Dieser Strang kann nicht alleine arbeiten, er braucht den Strang Nr. 3. Und es kommt wieder 9 heraus. Diese Schicht ist ein Tor zum größten und heiligsten Teil von uns, der sich abgespalten hat als wir auf den Planeten kamen.

Hier kommen die Essenzen zum Einsatz, die wir für das Scheitelchakra brauchen.

– Die dritte DNS Gruppe –

Die Stränge 7,8, und 9 sind die lemurischen Stränge, die die Geschichte der Schöpfung erzählen.

7. Strang: Enthüllte Göttlichkeit

Das Empfangen der spirituellen Saat durch die plejadischen Brüder und Schwestern hat natürlich Jahrtausende gedauert, Generationen von Menschen mussten geboren werden, bis das Werk vollendet war. Jetzt geht das Werk natürlich weiter und wie so alle Abläufe sich in einem Kreislauf befinden auf diesem Planeten, dreht das Rad sich wieder zum Ursprung und wir nähern uns unseren plejadischen-genetischen Vorfahren und aktivieren unsere DNS um noch vollkommener zu werden.

Dabei müssen natürlich alle Anteile in uns mit integriert werden, wir denken nur an unseren reptiloiden Anteil, den triebhaften tierischen Anteil.

Indem wir wissen, dass die Erde der einzige Planet des freien Willens ist, ein Ort an dem ein spirituelles Wesen die freie Wahl hat, seinen Inneren Schöpfer anzunehmen oder abzulehnen, bzw. seinen Weg selber zu entscheiden wie er Karma ab- oder aufbaut. Gaia selbst kontrolliert diese Schwingung und kann mitentscheiden, mit welcher Anfangsschwingung ein anderes Universum schwingen soll.

Ein Quantenzustand geht von einem Zustand in einen anderen über. So wie unsere Dreidimensionalität in die vierte, beziehungsweise fünfte Dimension übergeht. Genauso funktioniert das sich Ausdehnen eines Universums, bis es vermeintlich zusammenbricht.

Genau genommen teilt sich das zu stark ausgedehnte Universum und geht in die nächste Dimension über – für uns „3D-ler" ist das wie eine Explosion.

Die Plejader kamen hierher um ein Hybridwesen von sich selbst zu schaffen, also schauen sie uns total ähnlich, sind vielleicht ein bisschen größer. Sie sind unsere liebevollen Sterneneltern. Die drei lemurischen Schichten repräsentieren das Herzstück der Plejader. Sie ist die Schicht des extradimensionalen Sinns, also die Schicht aus einer anderen Dimension.

Lemurien war also die erste Zivilisation des Planeten des Menschen wie ihr seid. Sie war DNS-mäßig am höchsten entwickelt. Lemurien lag im Pazifik, ist untergegangen – wir denken an die von allen Religionen anerkannte Sintflut. Die Hawaiianer und Polynesier sind die Nachfolger.

7. Strang: Suche nach dem Schöpfer

Der 7. Und 8. Strang spielen in der spirituellen Geschichte der Menschen eine große Rolle. Heimat ist der Ort wo Gott sitzt. Dies ist die Schicht, die für die Suche nach dem Schöpfer steht.

Die Zahl Sieben steht für das Göttliche aber auch für die Trennung. Also dort wo wir uns meistens befinden.

Die lemurischen Schichten wurden uns vor fast 100.000 Jahren von den Plejadern zuteil. Damit starben alle anderen Menschenarten aus und nur eine überlebte, wie bei vielen Säugetierarten auch.

Der Garten Eden mit der Geschichte von Adam und Eva ist die Metapher für diese Erkenntnisgeschichte.

8. Strang: Weisheit und Verantwortung

Er arbeitet mit der 2. DNS-Schicht zusammen und beinhaltet von der Energie die Akasha Meisterchronik die Weisheit und Verantwortung.

Die Akasha Chronik ist eine kristalline Höhle der Schöpfung wo für jede Seele, die auf diesem Planeten war, eine Akte liegt wo alle Wiedergeburten registriert sind, in Quantencharakter also chaotisch und nicht ausgerichtet.

In dieser Schicht ist auch das Karma aufgezeichnet. Über die dreidimensionale DNS Struktur der Eltern werden die biologischen DNS Merkmale vererbt. In dieser Schicht wird das Leben konfiguriert, deshalb arbeitet sie mit Schicht 2 zusammen. Bei Rückführungen ist man vermeintlich in der Dreidimensionalität des vergangenen Lebens, doch in Wirklichkeit sind wir eine Kombination aus vielen verschiedenen Leben und können nur in dieser Mixtur gesehen werden. Mit der Aktivierung der einzelnen DNS Stränge werden auch diese Begabungen aktiviert, die wir in diesem jetzigen Leben brauchen.

Heute sind alle auf der Suche nach dem Schöpfer, spätestens am Totenbett, denn in jedem von uns ist in der DNS Gott fixiert. In der Zahl 8 liegt Saturn mit seiner Gesetzmäßigkeit und dem Entweder-Oder, sowie die Achtsamkeit. Und 8+2 ergibt 10 den Neubeginn und die Durchsetzung.

Der 8. Strang stellt, indem er die Akasha Chronik beinhaltet, ein mächtiges spirirituelles Hilfsmittel dar.

Er ist in einem Quantenzustand, also nicht direkt vorhanden, sondern überall in all unseren vergangenen und vielleicht auch zukünftigen Leben. Er ist eine göttliche Information, die über die Plejader weitergegeben wurde, als sie damals die Saat zu einer spirituellen Menschheit legten.

Ebenso gibt es eine Zusammenarbeit mit dem 8. Chakra oder 1. Aurachakra, das die linke Gehirnhälfte aktiviert und der Sitz der Seele, also das Seelentor sein soll.

Hier kommen die Essenzen Kailash, Havasu, Iguazú, Krk, Rosengarten, Purakaunui und Mount Vinson zum Einsatz.

9. Strang: Heilung

Dies ist die 3. lemurische Schicht und beinhaltet die Information für das Immunsystem. Sie aktiviert das heilende wissende Körperbewusstsein. Sie arbeitet am besten mit der 1. Schicht zusammen, der dreidimensionalen Doppelhelix mit ihren proteinkodierten chemischen Verbindungen.

Bei der Aktivierung geschieht dies über einen nicht-linearen Weg. Hier liegt auch das Wunder der Heilung, wie es Jesus gelehrt hat. Der geistige Zugang zum 9. Chakra, dem 3. Aurachakra, liegt also auf der Hand. Es stellt das Zusammenwirken zur rechten Gehirnhälfte dar. Ein direkter Zusammenhang mit den 11. Chakra ist auch gegeben, da dort ja auch der genaue Zellaufbau liegt. Große Heiler können auch dort sehr gut zugreifen und die Zellstruktur positiv beeinflussen. Dies können sogar Geräte machen, die multidimensionale Anweisungen in sich tragen, auf welche die quantenhafte Zellstruktur reagiert, wie z. B. das Kybertron Gerät.

Die Lemurier kannten keine Krankheiten und lebten sehr lange, ihre Kultur war unglaublich gesund. Sie brauchten keinen Arzt oder Diagnosegerät um zu wissen welche Erkrankung vorliegt. Damit kommt es zu einer so genannten Parallelgesellschaft von Überlebenden und Nicht-Überlebenden. Hier geht es um Verjüngung und Heilung.

Die Essenzen Kailash, Havasu, Monument Valley, Iguazú, Krk, Arktische Kordillere, Bischofsmütze und die Pazifik-Lemurien Essenz (die erste meiner Meeresessenzen). sind hier sehr von Vorteil.

– Die vierte DNS Gruppe –

10. Strang: Götterglaube – Verbindung zum 10. Chakra

Das 10. Chakra entspricht dem 3. Aurachakra. Hier ist der Zugriff zum 11. Chakra beziehungsweise 4. Aurachakra möglich.

Die Stränge 10, 11 und 12 sind Quantenschichten und sind in einem echten Quantenzustand. Ein Quantenzustand ist am besten beschreibbar mit der Hintergrundfarbe in einem Bild er ist wie die Quantenschichten überall und kann nicht wirklich heraussegmentiert werden. In einem Quantenzustand sind laut Physik die Elemente miteinander verschränkt, das heißt sie sind gleichzeitig überall und nirgends. Die Quantenaktivitäten sind chaotisch und nicht-linear, deshalb können alle linearen Untersuchungs- und Rechenmethoden hier nicht angewendet werden.

In der Realität heißt das so viel wie, je mehr wir mit den Konzepten des Höheren Selbst vertraut werden und durch Synchronizität bestimmte Lebenssituationen miterschaffen, desto weniger linear wird unser Leben und desto seltsamer erscheinen wir unseren Mitmenschen.

Im Hier und jetzt haben sich die Zeitfenster geändert, alles läuft viel schneller und wir können viel mehr für die Erde machen und erreichen. Unsere Merkaba bewegt sich von einem Ort zum anderen mit einer sehr hohen Geschwindigkeit und Schwingung und so kann jeder Einzelne das Verhältnis von Licht und Dunkelheit auf dem Planeten beeinflussen.

Es funktioniert alles viel schneller.

Sie ist die erste multidimensionale Schicht. Sie hilft dem Menschen auf der Suche nach Gott und basiert auf dem freien Willen. Sie reagiert auf spirituelle Absichten und auf Mitgefühl.

Hier sind die Essenzen: Mount Vinson, Mount Tyree, Rosengarten, Purakaunui, Kailash, Mount Everest und Uluru von Bedeutung.

11. Strang – Weisheit des Göttlich-Weiblichen – Verbindung zum 11. Chakra

Das 11. Chakra entspricht dem 4. Aurachakra. Hier ist die gesamt Programmierung für den physischen Körper und der Psyche lokalisiert. In diesem Chakra sollte niemals gearbeitet werden, außer es geht um Leben oder Tod.

Das ist der Strang des reinen Mitgefühls und der Mutterstrang. Auch dieser Strang ist multidimensional und überall zur gleichen Zeit. Er wird auf unsere Bitten hin aktiv. Er ist mit den anderen Strängen auf der Quantenebene verschränkt. Er stellt den Ausgleich zwischen männlich und weiblich dar.

Mit allen Essenzen vor allem Mount McKinley, Pluton, Bodensee, Iguazú, Purakaunui, Rosengarten, Iljinskij, Arktische Kordillere, Kailash, Pluton, Long Tong Living und Havasu können Sie diesen Strang in seiner Entwicklung unterstützen.

12. Strang – Verbindung zum 12. Chakra

Das 12. Chakra entspricht dem 5. Aurachakra und dem Ende des Seelenkörpers, hier beginnt ab dem nächsten Chakra dann der Geistkörper, der wiederum sieben Chakren besitzt und ein Chakra, das sich dann schon im Alleinsein, im Nirwana befindet.

Er ist der 3. Gottesstrang und stellt die Energie des inneren Gottes dar und erzeugt im Menschen die Lebenskraft Gottes. Die 12. Schicht ist in allen 11 anderen Schichten enthalten, weil ja bekanntlich Gottes Liebe alles durchdringt.

Mit den Essenzen Arktische Kordillere, Mount Shasta, Mount Everest, Kailash, Uluru und Svartifoss kann dieser Strang aktiviert werden.

(Angelehnt an Kryon von Lee Carroll)

Der Lichtkörper

Direkt verbunden mit der 12-Strang DNS und der 5. Herzkammer ist der Lichtkörper.

Bereits in alten Schriften, wie dem Rig-Veda (Schriften vor den Veden, die auch in den Veden als von außerirdischen Göttern übermittelt angesehen wurden) und auch dem alten Testament, wo die Merkaba als Thronwagen Gottes, in der Vision des Ezechiel, bezeichnet wurde. Auch im Tao – wo der Lichtkörper Pakua genannt wird- war er bekannt.

Mer = Licht, Ka = Geist, Ba = Seele

Die 5. Herzkammer, auch als Hot Spot bekannt, besteht aus einer Zelle, beinhaltet die komplette Anatomie eines Menschen und ist der heißeste Punkt im Körper. Sie ist dem Dodekaeder und dem Christusbewusstsein zugeordnet und beinhaltet die bedingungslose Liebe, mit der der Lichtkörper aufgebaut werden kann.

Hier kommen natürlich die Rosengarten, Purakaunui, Arkenu, Kailash, Havasu und die Mount Everest Essenz zum Einsatz.

Der Sternen-Tetraeder zum Kopf hin hilft das höhere Bewusstsein ins Leben zu bekommen, hier ist Mount Everest das Mittel der Wahl. Der Erd-Tetraeder hilft bei der Erdung; mit Stodertal klappt das.

Die gleiche Formation bildet sich dann nochmals außen herum um die ersten zwei (eigentlich drei, da einer an der Wurzelchakra Basis fix ist) Tetraeder. Mit dem entsprechenden Bewusstsein und der Atmung – Präbichl, Augrabie – kommen die innere und äußere Tetraeder Anordnung in gegenläufige Bewegung, bis mit Lichtgeschwindigkeit ein Torus entsteht. Je mehr Dimensionen dann dazukommen, desto mehr Tetraeder beginnen sich zu bilden. Von oben schaut der Mensch mit all seinen erwachten Tetraedern dann aus, wie die Blume des Lebens.

Mit dem Erwachen des Lichtkörpers und der 12-Strang DNS sind Sie auf dem besten Weg in ein höheres Bewusstsein. Dies ist „zwangsläufig" verknüpft mit einem besseren und leichteren Leben.

Die 5. Dimension steht quasi vor der Türe und die Berg- und Wasserfallessenzen begleiten Sie durch diese aufregende Zeit.

Wissenschaft zum Thema Bergessenzen

Was ich für unreal hielt, erscheint mir jetzt in gewisser Weise realer, als das, was ich einmal für real hielt und was mir jetzt eher unreal vorkommt.

Fred Alan Wolf

Viele der bedeutenden Wissenschaftler unserer Zeit haben das Mysterium des Universums und das Leben auf unserem Planeten untersucht und offen eingeräumt, dass wir recht wenig wissen. Meistens haben wir viel mehr Fragen.

Die Entdeckung, Erforschung und Untersuchung der Bergessenzen erfolgte frei nach Francis Bacon. Bacon, ein englischer Philosoph und Wissenschaftler trug dazu bei eine wissenschaftliche Methode zu entwickeln, die wie folgt dargestellt werden kann: Auf eine Hypothese folgt die Forschung. Daraus werden allgemeine Schlüsse gezogen, um diese dann durch weitere Forschung zu überprüfen.

Gehen wir ins 17. Jahrhundert zurück. Descartes trennte den Geist vom Körper und die Menschheit von der Natur. Er glaubte zwar, dass Gott Geist und Materie geschaffen hatte, zumindest musste er dies so proklamieren – vielleicht um nicht mit der Kirche ein Problem zu bekommen.

Alles in der Natur war für ihn nicht nur Unbelebtes, wie Planeten und Berge(!!), seinem Wesen nach mechanisch und geistlos. Auch alle Körperfunktionen ließen sich mit seinem mechanischen Modell erklären. Dies wurde leider zur wissenschaftlichen Grundregel erklärt und hat zu unzähligen Problemen geführt. Jedoch alle, die sich irgendwie mit dem menschlichen Körper befassen und dazu zähle ich mich auch, arbeiten hart daran dies zu widerlegen. Ich finde, wir sind schon ziemlich weit gekommen. Denken wir nur daran, wie weitverbreitet bereits die Homöopathie und Bachblütentherapie sind.

Doch bleiben wir noch ganz kurz bei den wirklich großen Wissenschaftlern. Zu Beginn des 20. Jahrhunderts lösten sich Forscher wie Albert Einstein, Niels Bohr, Werner Heisenberg, Erwin Schrödinger und andere Entdecker der Quantentheorie aus dem Würgegriff des Materialismus. Ihre Botschaft lautet: Dringt nur tief genug in die Materie ein, dann verschwindet sie und löst sich auf in unermessliche Energie. Erinnert uns das nicht an die Wirkung der Bergessenzen?

Die Urvölker aller Kontinente lebten in harmonischer Beziehung mit ihrer Umgebung, den Tieren, den Pflanzen, den Steinen, der Sonne den Regen und der lebendigen Erde. Diese Auffassung kam oft zum Ausdruck, indem sie „Geister" in Bergen, Flüssen und Wäldern erkannten. Durch ihre Religion und Wissenschaft wollten sie eine Lebensweise finden, die den Gottheiten der Erde und des Himmels gefiel.

Sie werden sich jetzt sicher fragen, was in diesen Fläschchen nun wirklich drinnen ist. Wasseratome, das ist nun wohl klar. Und natürlich Ethanol- sprich Alkoholatome. Die neue Wissenschaft fand heraus, das ein Atom sowohl als Teilchen, als auch als Welle existieren. Zwischen den Wasserstoffatomen sind die sogenannten Van-der-Waals-Kräfte. Die können die Atome in bestimmte Winkel ausrichten und somit Energien speichern.

Die Atome sind also ziemlich kleine Teilchen und folgen den Quantengesetzen.

Dr. Stuart Hameroff sagte. *„Dieses Universum ist so seltsam. Es scheint, als ob dieses Universum von zwei Arten von Gesetzmäßigkeiten regiert wird. In unserer alltäglichen, klassischen Welt, sprich ungefähr unsere Größe und unser Zeitrahmen, werden die Dinge mit den Gesetzen der Newtonschen Mechanik beschrieben, die bereits vor hunderten von Jahren beschrieben wurden. Doch wenn wir uns auf eine kleinere Ebene begeben, auf die Ebene der Atome, gelten andere Gesetzmäßigkeiten. Und zwar die Quantengesetze."*

Indem wir ja jetzt die Gesetze kennen, können wir uns ans Messen machen. Misst man jedoch auf Quantebene eine Eigenschaft, wie die Geschwindigkeit, dann lassen sich andere Eigenschaften, wie der Aufenthaltsort nicht präzise messen. Formuliert wurde das Ganze von einem gewissen Heisenberg in einem Unschärfeprinzip.

John Bell stellt 1964 eine Theorie auf, die proklamierte, dass alle Teilchen nicht lokalisiert sind und dass die Teilchen auf einer Ebene jenseits von Raum und Zeit eng verbunden sind.

Jetzt sind wir nun schon fast in der Mystik, und gleichzeitig in der Erklärung der Bergessenzen.

Die Messung und Testung erfolgte aus all den oben erwähnten Gründen auf verschiedene Art und Weise. Mit Geräten, genauso wie mit menschlicher Intuition. Somit wurde der Quantengesetzmäßigkeit Genüge getan, indem sowohl das Eine oder das Andere gemessen wurde.

Es wurde auch nicht außer Acht gelassen, dass der Beobachter die Beobachtung beeinflusst. Somit können Sie natürlich die gesamte Bergessenzenprüfung in Frage stellen, oder Sie erfreuen sich einfach an der Wirkung und vertrauen Ihrer eigenen Intuition. Und nicht zu vergessen unsere Beteiligung erschafft die Realität.

Wirkung der Berg- und Wasserfallessenzen

Durch seine Entstehung und natürlich auch seinen Standort, hat jeder einzelne Berg ein sehr spezifisches Energiepotenzial. Kommt ein Mensch mit diesem Berg in Berührung, sei es „persönlich" oder eben in Form der Bergessenzen, tritt er mit seinem gesamten Energiekörper mit dem Berg in Resonanz. Energiefrequenzen, die fehlen werden ergänzt. Frequenzen, die bereits vorhanden sind, werden nicht beeinflusst.

Es gibt für jedes Leiden einen speziellen Berg, denn die Natur macht alles wieder gut und lässt keinen Mangel an Energie in ihren Lebewesen zu. Die Natur kann Defizite korrigieren. Die Bergessenzen imitieren die Natur und machen das Gleiche.

Die Aura wird ausbalanciert und stabilisiert, dies schließt die Chakren und die feinstofflichen Körper ein. Die Auflösung von Spannung und Stress werden durch die Bergessenzen katalysiert.

Im Berg hat man die Steinstruktur, die eine spezielle Kristallstruktur darstellt. Bereits Pythagoras erkannte, das geometrische Formen eine bestimmte Wirkung haben.

Es gibt natürlich auch die so genannten Geistwesen, die von den Bergsteigern in sehr hohen Höhen, wenn diese ohne Sauerstoffhilfe bestiegen werden, auch gesehen werden. Die Pflanzenwelt wirkt natürlich auch, vor allem auf den Emotionalkörper. Und die chinesische Lehre des Feng Shui rät: „Du sollst das Haus vor einem Berg haben. Der Berg wirkt als Schutz.

Frequenzträger ist das Wasser

Da der Mensch zu 70% aus Wasser besteht, braucht der Körper auch eine gewisse Menge an Wasser, als Träger für die Schwingungen von den Essenzen. Deshalb werden die Schwingungen der Bergessenzen ins Wasser transportiert.

Wichtig ist für einen gesunden, stressfreien Menschen, täglich bis zu drei Liter zu trinken. Alkohol, Kaffee, Tee, Zigaretten rauchen oder Medikamente einnehmen, fordern eine dementsprechende zusätzliche Menge an Wasser.

Alkohol dient der Stabilisierung

Sollte eine Alkoholabhängigkeit vorliegen muss die Stockbottle verdünnt (auf 30 ml Wasser sechs Tropfen je Essenz) und mit Essig stabilisiert werden.

Sollten Sie den Alkohol total meiden wollen, wenden Sie sich bitte an mich und ich werde Ihnen eine alkoholfreie Zubereitung zukommen lassen. (Kontaktadresse und Telefonnummer siehe „Bezugsquellen").

ANWENDUNG

Wahrnehmung der Wirkung

Sie werden sich sicher fragen, wie ein paar eingenommene Tropfen eine – wie beschrieben – so große Wirkung hervorrufen können. Manche von Ihnen werden die Veränderung im physischen oder psychischen Körper vielleicht nicht gleich wahrnehmen, andere werden sofort wissen, was passiert ist.

Viele von Ihnen werden höchstwahrscheinlich, dazu zähle ich mich selbst auch, die im vorigen Kapitel beschriebenen Berggeister mit freiem Auge nicht sehen können. Sicherlich auch nicht die Aura ihrer Mitmenschen und ihre Veränderung, nach Einnahme der Bergessenzen.

Aber vielleicht konnten Sie doch schon einmal eine Körpersensation feststellen, sei es in der Natur, in den Bergen oder nach Einnahme der einen oder anderen Essenz. Versuchen Sie es einfach einmal, vielleicht ereilt Sie ein gewisses Wärmegefühl oder Sie befinden sich in den Bergen und haben das Gefühl, jemand begleitet Sie. Dies wurde übrigens von vielen Extrembergsteigern beschrieben, die sich entweder ohne Sauerstoff in der Todeszone befanden, oder in einer wirklich gefährlichen Situation. Nun könnte man sagen:"Ok, der Sauerstoffmangel macht eine eigene ‚Chemie' im Kopf und die Angst in den gefährlichen Situationen vielleicht auch".

Die Einnahme von Bergessenzen ist bekanntlich nicht gefährlich und erfolgt meines Wissens nach auch nicht unter sauerstoffarmen Bedingungen und hat trotzdem ihre Wirkung.

Also Mut zum Entdecken der anderen Wirklichkeiten!

Kombination mit anderen Essenzen

Die Kombination ist mit allen Essenzen möglich. Die Seelenentwicklung, die durch die Blütenessenzen unterstützt werden, wird durch die Bergessenzen unterstützt und oft in der Wirkung verstärkt, da die Berge eine großartige Unterstützung in all ihrer Vielfalt darstellen. Oft ist das Seelenwachstum durch die Blütenessenzen so beschleunigt, dass der Körper nicht mitkommt. Die Bergessenzen helfen einen korrespondierenden Frequenzwechsel mit dem Körper zu fördern. Ein solches Ungleichgewicht ist heutzutage nichts seltenes. Viele Menschen vergessen in ihrem Selbstverwirklichungswahn die Bedürfnisse und das „Licht" ihres Körpers. Auf einem schwachen Fundament ist's nicht gut spirituell entwickeln. Die körperliche Kapazität ist zur Integration des Wachstums überbeansprucht und dies kann zu Krankheiten führen.

Bergessenzen wirken auch oft als „Sprachvermittler" zwischen den einzelnen „Körpern".

Die Blütenessenzen wirken im „Seelenkompartiment" des Körpers , Während die Edelsteinessenzen die energetische Struktur auf molekulare Ebene anpassen. Die Bergessenzen wirken auf allen Ebenen und können darüber hinaus auch noch die Informationen all der anderen Essenzen verstärken.

Einsatzmöglichkeiten im Tierreich

Der Einsatz von Bergessenzen ist beim Tier genauso wie beim Menschen. Es sollte aber immer dabei beachtet werden, dass das Tier immer noch starke Bindungen an die energetische Dynamik der mit ihm zusammenlebenden menschlichen und tierischen Kameraden besitzt. Das heißt es sollten immer auch die Besitzer mit behandelt werden und natürlich auch die in einem Haushalt lebenden anderen Tiere. Zumindest sollte es in Erwägung gezogen werden. Ich nenne dies die Behandlung des Rudels. Sie werden sehen, dass Tiere genauso wie Kinder sehr schnell und eindeutig auf die richtige Essenz ansprechen.

Die Essenzenmischung kann in das Trinkwasser gegeben werden oder auf die Pfoten getropft werden. Auch für Fische gibt es die Möglichkeit die Essenzen in das Wasser zu tropfen.

Tiere, vor allem Hunde und Katzen, aber auch Pferde, nehmen sehr oft Verletzungsenergien der Menschen, denen sie nahe sind an und deshalb müssen Tiere immer mitbehandelt oder bevorzugt behandelt werden.

Bei sehr kranken Tieren kann man die Essenz in Wasser verdünnt auch in die Aura oder einfach direkt auf den Körper sprühen.

Einsatzmöglichkeiten bei Pflanzen

Bergessenzen sind auch in der Pflanzenpflege sehr erfolgreich. Die Pflege erfolgt mit Besprühen von Pflanzen bis zur Bewässerung mit Verdünnungen der Bergessenzen, sprich immer 5 Tropfen auf einem Liter. Sie können auch mit dieser Verdünnung die Blätter einreiben.

Die Zeit des Umtopfens oder wenn Setzlinge vom Glashaus ins Freie gesetzt werden, sind immer Schockphasen für die Pflanzen und somit äußerst anstrengend.

Sehr gut passen die Matterhorn und die Stodertal Essenz beim Umtopfen, genauso kombiniert mit der Alpspitze und der Fitz Roy oder auch der Iljinskij Essenz. Bei alten und schwachen Pflanzen oder bei Obstbäumen, die zu viele Früchte tragen mussten ist die Long Tong Living Essenz erfolgreich.

Bei zu vielen Schädlingen kommt ebenfalls die Matterhorn Essenz zum Einsatz. Die Long Tong Living kann hier ebenfalls verwendet werden.

Da Zimmerpflanzen, wie die Haustiere, die Schwingungen der Besitzer widerspiegeln, sollte auch hier eine gemeinsame Therapie erfolgen.

Aufbewahrung

Die Bergessenzen sind in dunkelblauen Fläschchen abgefüllt, zu 20 ml – mit weißen Pipettenverschlüssen. Die von mir ausgewählten Farben sind ganz der Natur der Berge mit Schnee und blauem Himmel und Bergseen nachempfunden. Somit nehmen sie auch vermehrt außer dem Volllichtspektrum auch verstärkt dunkelblaue bzw. violette Lichtschwingungen auf.

Die ultraviolette und violette Lichtstrahlung spielt nach Erfahrungen der Biophotonenforschung eine wichtige Rolle bei der Reparatur beschädigter Zellen und der Regeneration von Zellen.

Bitte trotzdem kühl und trocken lagern.

Die Essenzen sind mit Wasser hergestellt. Darauf wurde die Schwingung des entsprechenden Berges aufgeschwungen. Mit Alkohol wurden die Lösungen stabilisiert.

Sollten Sie alkoholfreie Essenzen brauchen, wenden Sie sich bitte persönlich an mich. Die reine „Wasseressenz" kann dann mit Essig stabilisiert werden.

Bergessenzenmeditation

Sie atmen ruhig ein und aus. Ihr Kopf wird ganz frei und Sie sind ruhig und entspannt.

Ihr Körper schwebt ruhig und gelassen in einem warmen Bergsee.

Rings um Sie herum können Sie nun diese Berge visualisieren, die Sie gerade brauchen. Lassen Sie Ihren Blick schweifen und Sie werden, die für Sie richtigen Berge erkennen.

Das Matterhorn aktiviert Ihr Immunsystem.

Die Alpspitze entspannt Körper und Geist.

Die Arkenu-Essenz wirkt auf Herz und Gefühlswelt.

Piz Bernina lässt Sie physisch und psychisch besser sehen.

Mount McKinley oder Denali wirkt auf die Fortpflanzungsorgane und vermittelt eine pulsierende und lebensbejahende Energie.

Fitz Roy vermittelt ebenso eine pulsierende und lebensbejahende Energie.

Iljinskij erdet Sie und schärft total Ihren Verstand.

Der Pluton dient zur Entgiftung.

Die Präbichl-Essenz vermittelt ein freies Atmen und hilft bei Verkühlungen sehr gut.

Die Rosengarten-Dolomiten Essenz entspannt den Bereich des Herzens, physisch, wie psychisch.

Die Uweinat-Essenz wirkt direkt auf den Solarplexus und hilft hervorragend bei Aufregung, Angst, Nervosität.

Sie sollten nicht mehr als fünf Berge auswählen. Öffnen Sie nun ihre Chakren, beginnend mit dem Wurzelchakra, Nabelchakra, Solarplexus, Herzchakra, Halschakra, Stirnchakra und Scheitelchakra.

Durch den Bergsee, dessen Wasser ja alle Energie der nun umliegenden Berge speichert, wird auch Ihre Rückseite, mit den dort liegenden Chakra-Ausgängen mit der entsprechenden Energie versorgt.

Beispiel

Sie schweben in dem Bergsee. Sie haben nun nach Anleitung alle Ihre Chakren geöffnet. Das imaginierte Matterhorn liegt nun vor Ihnen. Sie nehmen die das Immunsystem aktivierende Energie in jedes Ihrer Energiezentren auf. Sie atmen tief ein und aus. Sie spüren die wie die Energie durch den Bergsee in die Rückseite Ihres Körpers und Ihrer Aura dringt. Sie genießen diese Energie und die positive Wirkung auf Ihren Körper und Ihren Geist.

Nach einiger Zeit schließen Sie Ihre Chakren, vom Scheitelchakra beginnend. Sie kehren in den Alltag zurück und fühlen sich wohl und geborgen.

ICH ÜBER MICH

Ich wurde 1966 in Wien geboren. Bis zu meinem 15. Lebensjahr lebte ich ein relativ normales Leben. Der Tod meines Großvaters brachte mich dazu auch andere Sphären zu akzeptieren. Von da an interessierte ich mich für die sogenannte „Esoterik" wobei ich mit den Büchern des Nostradamus von meiner Mutter unterstützt wurde. Von nun an wurden so ziemlich alle esoterischen Themen von mir untersucht. Am meisten beeindruckte mich die Heilung des menschlichen Geistes und Körpers.

Nach der Matura an einem neusprachlichen Wiener Gymnasium begann ich ein Pharmaziestudium. Zur Finanzierung meines Studiums diente eine Massageausbildung, die ich bereits schwanger begann und nach der Geburt meiner ersten Tochter erfolgreich abschloss. Während dieser Ausbildung bemerkte ich, dass meine Hände „fühlig" sind und auch Erleichterung bei diversen Leiden schaffen können. Das Pharmaziestudium konnte ich erfolgreich abschließen mit einer Diplomarbeit über Volksheilkunde. Meine „Privatstudien" im Bereich der Energetik setzte ich selbstverständlich fort und der „Output" war enorm. Ich konnte bei meinen Lehrern und auch einigen anderer Wissenden auf dem Gebiet, Einblick in so ziemlich alle Gebiete der Energetik und Esoterik gewinnen. Die Essenzen wie zum Bei-

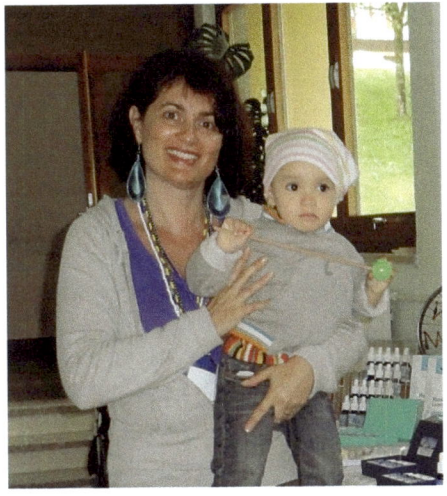

spiel die Bachblüten interessierten mich enorm, aber auch die Geistheilung oder Schutzengelmeditationen waren große Erfahrungen.

Meine Ausbildung umfasst die Polarity, Energie-Balance, Hand und Fußreflexzonenmassage, Chakrenausgleich, Edelsteintherapie, Farbtherapie, Metamorphose, Bachblüten, Kalifornische Essenzen, Rosen Essenzen, Aromatherapie, Kosmobiologie, Meridianmassage und Homöopathie (bei Mathias Dorcsi, dem Gründer der Wiener Schule der Homöopathie).

Die vier Jahre im Allgemeinen Krankenhaus der Stadt Wien (AKH) in der Anstaltsapotheke, die Ausbildung zum Spitalshygieniker und die Arbeit am

Krankenbett, haben mich einen tiefen Einblick in Krankheit, Gesundheit, Leid und Not der Menschen, sowie Wirkung und diverser Nebenwirkung von Therapien jeglicher Art kennenlernen lassen.

Dies Alles gab mir einen sehr guten Einblick in die Naturwissenschaften und auch in die sogenannte „Parawissenschaft".

Meine journalistische Arbeit in einschlägigen Zeitschriften, wie Ärztewoche, Forum Dr. Med. und Ärztemagazin ließen mir auch die Möglichkeit tiefer in die Materie einzublicken, sowie auch durch „komplementärmedizinische Artikel" die Leser über die sogenannte andere Medizin – eben anders als die Schulmedizin — zu informieren.

Die Bergessenzen wurden von mir selber entdeckt, entwickelt und erforscht. Ein neues Gebiet für mich und zugleich ein äußerst interessantes. Der Weg dorthin führte über die Entdeckung der Lichtwassererforschung, auf die ich in Italien gestoßen bin. Die italienische Ärztin Dr. Enza Ciccolo erforschte die sogenannten Marienwässer, Quellen,die an Orten der Marienverehrung entspringen. Sprich spezielle Orte und in diesem Fall auch Gebete, und vielleicht auch Mutter Maria selbst können als Schwingung in Wasser gespeichert werden. Masaru Emoto konnte dies in seinen Wasserkristallbildern zeigen und somit den Beweis dafür schlechthin liefern.

So nebenbei konnte ich dann auch noch meine Dissertation fertigstellen und zum Doktor der Naturwissenschaften promovieren.

Neben den Berg- und Wasserfallessenzen stelle ich auch noch andere Essenzen her, wie die Beziehungsblüten, die Chakrenessenzen, die Waldessenzen und die Metatron Engellicht Elixiere. Zusammen mit meinem Mann führe ich die Firma Bergessenzen & mehr ... und die Essenzen kommen auf der ganzen Welt zum Einsatz.

Heute lebe ich in Wien und Graz mit meinem Mann und meinen zwei Kindern. In meine Energethikerpraxis kommen viele Menschen, die Hilfe suchen und auch finden. Mit den Essenzen, kann ich den Menschen nach ihrer Energiebehandlung auch etwas mit nach Hause geben, wo sie bis zum nächsten Termin energetisch weiterhin unterstützt werden.

Ich halte auch Seminare über die Essenzen und auch andere energetische und metaphysische Themen im In- und Ausland.

Weiters betreue ich auch Schüler, die eine Jahresausbildung, persönlich auf sie zugeschnitten über Energetik und Metaphysik, bei mir machen. Mit der Heilpraktikerausbildung, die ich 2022 abgeschlossen habe, konnte ich einen weiteren tiefen Einblick in das Menschsein bekommen.

DIE BERGESSENZEN

Die Metapher „Berg"

„Ein kurzer Halt am Wegrand genügt, um zu erkennen, dass es nicht nur die großen Panoramen sind, die das Wunder der Berge erzählen. Zu Füßen des Wanderers erstreckt sich ein Kosmos im Taschenformat, angefüllt mit Tausenden von Farben. Die urwüchsige Kraft der Symbole ist stärker als das großartigste Spektakel, denn sie eröffnet den Zugang zur metaphysischen Welt des Innern. Angesichts der Gipfel der Wälder und Gletscher erblüht die Gedankenwelt und regen sich Gefühle wie in einem Höhenrausch." (Roberto Mantovani)

Das Produkt Berg

Berge sind nicht nur ein Produkt von Faltungen von gewissen Erdschichten, sondern sie beinhalten auch Metalle, Halbedelsteine und Edelsteine. Nicht zu vergessen die sogenannten „Berggeister", die die Berge bewohnen und beschützen um die sich auch viele Sagen ranken und deren Schwingung natürlich auch in den Essenzen fixiert sind.

Die Bergwelt ist nicht nur als eine Anhäufung von Gestein und gefrorenem Wasser zu begreifen. Das Gebirge lebt von seinen Farben, die überall zu finden sind, in vielfältigen Schattierungen und Nuancen und chromatischen Mustern in die Landschaft gezaubert. Vom Kobaltblau des Himmels in großer Höhe bis zu den warmen Tönen der Almen im Frühling und Herbst, vom kalten Blauweiß des Gletschereises bis zu den unendlichen Variationen von Grün, Gelb und Braun in den Wäldern und auf den Wiesen, vom feuchten Grauschleier der Wasserfälle zum gleißenden Weiß der Firnfelder, die der Hitze des Sommers widerstehen. Und dann gibt es zart- bis tiefrote Farbtöne, die ganz plötzlich aufleuchten, wenn die Sonne untergeht und die Bergwände wie in Flammen zu stehen scheinen,so dass die bizarren Kalksteinformationen am frühen Abend wie Korallenriffe aussehen, oder die Schneefelder und Gletscher bei den ersten Strahlen der aufgehenden Sonne mit weich verlaufenden Pinselstrichen überzogen zu sein scheinen.

Berge – bereits früh erkannte Wunderwerke

Wenn Wissenschaftler oder Reisende sehr viel früher über Berge schrieben, beschworen sie im Chor das Grauen vor deren Wildheit, wie grässlich, oder fürchterlich, ebenso wie ihre überwältigende, pittoreske Erscheinung

Im Jahr 1691 veröffentlichte der englische Kleriker Thomas Burnet in seiner „Sacred Theory of Earth". Diese früher bestehende Welt habe, so Burnet keine Berge gehabt und sei deshalb schön gewesen. Erst als der Mensch für seine Sünden bestraft wurde und ihm seine Lebensstellung samt Vollpension im Garten Eden aufgekündigt wurde, ließ Gott die glatte Oberfläche zerbersten, und die kochenden Flüssigkeiten aus dem Inneren quollen heraus. Eine erste „wissenschaftliche Beschreibung" von Vulkanen.

Die Berge sind 9 Monate in der Kälte und 3 im Eis, beschrieb es Abt Chanoux, Proir auf dem kleinen Sankt Bernhard, und meinte es nicht ironisch. Wie alle anderen Lebewesen im Gebirge musste sich der Mensch in seinem Tun und Handeln, wie auch seinen Bräuchen den harten Bedingungen der alpinen Welt anpassen. Anders als Pflanzen und Tiere konnte der Mensch jedoch seine Umwelt zu seinem Vorteil anpassen, siehe Tourismus. Das dies auch jahrzehntelange harte Arbeit war, versuchterweise immer im Einklang mit der Natur, ist eine Tatsache. Das dies nicht immer so gelang, siehe alpiner Skisport, kann nicht verleugnet werden. Klimawandel wandelt auch unsere Berge, vor allem die Gletscher. Wasser hat ein enormes Merkvermögen, dies würde verloren gehen, abgesehen von den weltweiten Überflutungen.

Ich getraue mich zu proklamieren: Wandeln sich die Berge, wandelt sich die Erdenergie, wandelt sich der Mensch in seiner Energie. Vielleicht sind die Bergessenzen in 30 Jahren wichtige Energiespeicher gewisser Berge, die zu diesem Zeitpunkt bereits verändert und kraftlos sind.

Die Entstehung der Berge

Wie Eisschollen treiben Platten verschiedener Größe mit einer Geschwindigkeit von einigen Zentimetern pro Jahr auf dem heißen, zähen flüssigen Untergrund des Erdmantels. Wenn diese Platten, die unter anderem unsere Kontinente bilden, auf Kollisionskurs gehen, schieben sie sich übereinander. Das Großrelief eines Gebirges wird geschaffen.

Eis, Schnee, Wind, Wasser ,Hitze und Kälte sind die Baumeister, die den Bergen ihr stetig wandelndes Aussehen verpassen. Sie modellieren Täler, schaffen Schluchten und lassen Gipfle verschwinden. Gäbe es sie nicht, würde die Überschiebung der Erdkruste nur gewaltige Hochebenen schaffen.

Auch die Form des Berges trägt zu der Besonderheit und Einzigartigkeit seiner Schwingung bei.

Gigantische Kräfte im Erdinneren sorgen seit Jahrmillionen für Veränderungsprozesse, die die starre Oberfläche der Erde immer wieder neu formen. All diese Energie werden Sie in den Bergessenzen wiederfinden, und sie werden Ihnen helfen Veränderungen verschiedenster Art in Ihrem Leben in den Griff bekommen.

Die Erzlagerstätten der verschiedenen Metalle durchziehen wie Adern die feste Gesteinshülle des Globus. Hier fangen die Metalle als „Magnete" und „Antennen" die jeweils mit ihnen in Resonanz stehenden Planeten-Schwingungen auf und strahlen sie als Metall- Energien wieder aus. Betrachtet man die Verteilung der Metall-Lagerstätten, so fällt auf, dass Eisen, Gold, Kupfer am gleichmäßigsten über die Erde verteilt auftreten. Fast überall sind daher ihre Kräfte spürbar, Zinn dagegen findet man vor allem auf der Südhalbkugel , in Europa und Sibirien. Andererseits konzentrieren sich die Bleilagerstätten vor allem auf der Nordhalbkugel und Australien. Wenn nun Metall in einer Region der Erde vorherrscht -sei es in einem ganzen Kontinent oder einem Landstrich -, so werden natürlich auch die Menschen verstärkt der energetisch-geistigen Qualität dieses Metalls ausgesetzt; fehlt es hingegen völlig im Boden, so herrscht auch ein Mangel an der entsprechenden Metall-Information.

Forschergeist und Gipfelglück

Der erste Bergsteiger machte sich 1336 auf den Weg. Er war Dichter und hieß Francesco Petrarca. Am 26. April stand er auf dem Mont Ventoux (1.909 Meter) in den französischen Voralpen und war schlichtweg fasziniert von dem Erlebnis über den Dingen zu stehen. Er fasste es als erster Europäer in Worte.

Es ist anzunehmen, dass die indigenen Völker bereits viel früher ihre Erfahrungen mit den Bergen deren Energien und Kraftplätzen gemacht haben.

Mittlerweile sind alle Berge der Welt ziemlich gut erforscht – begonnen wurde bereits unter König Karl VIII. Im 15. Jahrhundert, der den Mont Aiguille erforschen ließ. Leider wurde vergessen, dass die Berge eine unvergleichliche Energie besitzen und wichtige Kraftplätze auf unserem Planeten beinhalten.

Schwärmerische Schilderungen von Reiseerlebnissen wie zum Beispiel Goethes Reise durch die Schweiz sorgten dafür, dass sich die Kunde von der Schönheit der Natur der Alpen wie ein Lauffeuer in Mitteleuropa verbreitete.

Die Menschen erkannten die erholsame Schwingung in den Bergen. Eine Folge davon war dann der Tourismus, der bereits im 19. Jahrhundert startete.

Der Berg – gottgemacht?

Die Berge der Welt sind wankelmütige Haufen. Der Himalaja wächst jährlich um rund 5 Millimeter. Auch die Alpen recken sich um 1 bis 4 Millimeter in die Höhe. Nur weil Wind, Sand, Regen, Eissprengung und Pflanzenwurzeln an ihren Flanken. Graten und Gipfeln nagen, wird verhindert, dass die Berge dieser Welt in den Himmel wachsen, den Göttern ganz nah ...

In nordgermanischen Mythen heißt es, die Berge seien aus den Knochen einer Gottheit, eines Riesen oder der Schulter der Erdgöttin entstanden. Die Vorstellung, dass Berge zuvor lebende Materie waren, Fleisch und Blut, findet ich weit über die unterschiedlichsten Kulturkreise gestreut. Die Idee ist gar nicht mal so abwegig, da ja der tote menschliche Körper auch einmal zu Erde wird.

Eine chinesische Sage erzählt von einem Gott, der vor 18 000 Jahren gelebt haben soll. Sein Kopf soll sich geteilt haben und wurde so zu Sonne und Mond, sein Blut wurde zu den Flüssen und Seen, sein Haar zu Pflanzen, seine Knochen die Berge, seine Stimme der Donner, sein Schweiß der Regen, sein Atem der Wind und seine Flöhe die Vorläufer des Menschen.

Eine Fabel der ostafrikanischen Wachagga deutet Berge als die Ergebnisse einer gescheiterten Annäherung ans Göttliche. Am Anfang war die Erde (ähnlich wie in der Bibel) öd und leer. Das gefiel der Erde nicht; sie suchte den Kontakt mit dem Himmel, um in eigener Sache Änderung anzumahnen. Als sie sich wieder zurückzog, wurde sie unterwegs müde und schaffte den Abstieg nicht ganz. Was aber zwischen Himmel und Erde verblieb waren die Gebirge.

Einem Mythos nordamerikanischer Indianer zufolge entstanden die Berge durch Zwillingsgötter. Der eine Gott war gut, der andere böse. Entsprechend schufen sie gute und böse Berge.

Wenn es um ganze Gebirgsketten geht, müssen besonders titanische Bilder her. Das gilt exemplarisch für das Atlasgebirge und seinen griechischen Entstehungsmythos. Der Titan Atlas hatte die andren Titanen in den Kampf gegen die Bewohner des Olymp geführt und wurde deshalb von den Göttern lebenslänglich dazu verdonnert, mit den Füßen im Meer den Himmel auf Schultern zu tragen. Doch als Perseus mit dem abgeschlagenen Kopf der Medusa des Weges kam, führte der grässliche Anblick der Medusa dazu, dass Atlas zu Stein wurde. Das Atlasgebirge war entstanden.

Die Menschen Tibets spürten in der Landschaft schon immer die Gegenwart höherer, mächtiger Kräfte. Sie wussten, dass ihr Land von unsichtbaren Göttern, Lokalgottheiten, Geistern und Dämonen bewohnt war, die Berge, Pässe und Seen bewachten und sogar in ihren Häusern wohnten. So hatte jede Religion einen Hauptgott oder Bergahnen, der sich auf einem bestimmten Berg niederließ und ihm dadurch besondere Sakralität verlieh. Diese Götterberge als Mittelpunkt des frühtibetischen Glaubens, thronten über all diesen Wesen und Plätzen. Sie waren die „Seele" des Landes, sorgten für das Wohl der Menschen, von ihnen stiegen in den alten Überlieferungen die ersten Könige Tibets herab.

Die Entstehungsformen

Ein Phänomen des Vulkanismus entschied den vielen Jahrzenten schwelenden Wissenschaftsstreit – ist die Erde aus dem Feuer oder dem Meer geboren worden.

Die Meeresvertreter wurden „Neptunisten" genannt und die Vertreter des feurigen Denkmodells waren die „Plutonisten"- nach Pluto, dem Gott der Unterwelt. Der Streit war nicht total dualistisch; es gab durchaus auch „Sowohl- als- auch -Positionen". Die

Neptunisten wurden durch Muschelfossilienfunde bestätigt. Sie scheiterten allerdings am harten, teuflisch schwarzen Basalt.

Den entscheiden Richtungswechsel, was das Welträtsel der Gebirgsentstehung anbelangt, schaffte Alfred Wegener. Im Jahre 1908 veröffentlichte der Deutsche Geophysiker seine Theorie, die besagte, dass die dünne äußere Erdkruste in mehrere Bruchstücke zerteilt auf dem Erdinneren treibe wie Eisschollen auf dem Meer. Wegener war aufgefallen, dass sich die nasenartig in den Atlantik vorgestreckte Ostküste Südamerikas passgenau in den riesigen Westküsten -Bogen Afrikas fügen lässt. Die Schollendrift Theorie war geboren.

Das Wegener Recht hatte, bewiesen später unter anderem Systematiker der Biologie, die in der Mündung südamerikanischer Flüsse Verwandte der Süßwasserkrebse fanden, die es auch in afrikanischen Flussmündungen gibt und die Krebse eine Passage über den salzigen Atlantik nicht überleben würden.

Wenn Kontinente irgendwo auseinander driften müssen sie anderswo auch wieder zusammenstoßen. Heute ist bekannt, dass sich die Erdoberfläche aus sieben großen und mehreren kleinen Platten zusammensetzen. Wo diese gigantischen Schollen zusammenstoßen, sind Gebirge entstanden – im Regelfall Faltengebirge. Wo die indische Platte begann, die asiatische Platte zu rammen, türmten sich der Himalaja auf.

Und wo die Eurasische Platte mit der Afrikanischen kollidierte, begannen die Alpen zu wachsen.

Dass die Alpen einmal Meeresgrund waren, bezeugen noch heute beispielsweise Die Steinsalzlager in Berchtesgaden, versteinerte Muscheln auf dem Eiger und noch erkennbare Reste von Korallenriffen auf dem Schlern und der Marmolada.

Gebirgsbildung ist im Grunde nichts anderes als ein gigantischer Auffahrunfall. Was wir als atemberaubende Gebirgswelten wahrnehmen, ist die erodierende, verwitternde, zerfallende Knautschzone. Die größte erderschlingende Naht ist die ostpazifische Küste Amerikas von Alaska bis Feuerland. Hier brandet der junge Meeresboden von Westen her an den amerikanischen Kontinent, also die amerikanische Scholle, wird darunter gedrückt, und in etwa 100 Kilometer Tiefe bei 1.000 bis 1.500 Grad teils wieder aufgeschmolzen.

Dass die ozeanische Platte notwendigerweise unter die Kontinentalplatte schlittert, hat physikalische Gründe. Die ozeanische Platte ist zwar erheblich dünner, nur 5 bis 10 Kilometer dick, besteht aber aus sehr viel dichteren, also schwererem Material und kann daher nur nach unten abtauchen. Die Kontinentalplatten dagegen sind 20 bis 30 Kilometer dick. So eine Großregion, in der eine Platte unter die andere abtaucht, heißt Subduktionszone, und die Gebirgsketten entlang der amerikanischen Westküste sind das spektakulärste Beispiel dafür. Seit 25 Millionen Jahren wird hier mit den Anden und Rocky Mountains die weltweit längste Gebirgskette an Land aufgekrempelt – von Feuerland bis Alaska. Das Antlitz der Erde runzelt die Stirn und es entstehen markante Falten.

Auffaltung ist nicht gleich Auffaltung. Beim Himalaja läuft das etwas anders ab als in Amerikas. Weil das Material der Indischen Kontinentalplatte ebenso dicht, also schwer ist wie das der Asiatische Festlandplatte, taucht beim Zusammenstoß keine der beiden Platten unter die andere. Sie rammen sich buchstäblich frontal und schieben sich übereinander, mal chaotisch, mal vergleichsweise ordentlich gestapelt. Die größte Knautschzone des Planeten treibt seine höchsten Berge in die Höhe.

Diese Berge, die durch tektonische Plattenverschiebung in die Höhe gedrückt werden, wachsen bis heute in die Höhe. Die Energie, die durch diese Entstehung entsteht ist damit eine ganz besondere. Übertragen auf Wasser und somit als Bergessenzen im Handel lassen sie dem Einnehmer keine Chance die Energie, die er zu sich nimmt nicht auf sich wirken zu lassen. Dies gilt insbesondere für solche Lebensumstände, wo sofort Wirkung zur Veränderung eintreten soll.

Berge haben auch so etwas wie Wurzeln. Je höher ein Berg aufragt, desto tiefer reicht seine „Wurzel" in die Erde. Ein Gebirgsmassiv bohrt sich um das 5-bis 6-fache seiner Höhe in den Erdmantel hinein. Sein Eigengewicht drückt es sozusagen in die Erdkruste. Berge verhalten sich prinzipiell nicht anders als Eisberge im Wasser. Würde man auf einen Eisberg eine große Portion Eis dazu packen, würde er mitnichten weiter aus dem Wasser ragen, sondern einfach entsprechend tiefer einsinken.

An den skandinavischen Gebirgen kann man umgekehrt die Entlastung nachmessen. Sie heben sich pro Jahr um mehrere Zentimeter, einfach deshalb, weil mit dem Ende der letzten Eiszeit der Druck weggeschmolzenen Inlandeis fehlt. Vom Eise befreit, kommt das Gebirge im Zeitlupentempo der Erdgeschichte langsam wieder nach oben, etwa wie ein Floß dessen Passagiere die Planken verlassen.

Plattenzusammenstöße

Platten, die zusammenstoßen können auch mal klemmen, und durch einen Ruck aus dieser misslichen Lage befreien. So ein Ruck geschah am 26.12.2004 und löste die Tsunami Katastrophe aus.

Zwischen diesen Platten können auch Gase und Magma austreten. Vulkane können auch oft zu Gebirgsbildung führen. Island und die Azoren sind sichtbare Resultate dieser Austritte. Island ist geologisch betrachtet, ein Berggipfel des Mittelatlantischen Rückens. Es liegt da, wo sich die Afrikanische, die Europäische und die Amerikanische Kontinentalplatte auseinander bewegen. Auch die gut dokumentierte Entstehung der Insel Surtsey, die 1967 aus dem Meer vor der isländischen Küste auftauchte, zeugt von diesem Drift.

Die Geister der Berge

Eine große Schar von nichtmenschlichen Wesen, deren Wirken das irdische Leben durchdringt und deren Aufgabe es ist, dem großen Plan der geistigen Höherentwicklung voranzuhelfen. Dieses für die meisten Menschen unsichtbare Leben steht hinter jeder materiellen Erscheinung, von der allertiefsten Stufe des Lebens durch alle Sphären hindurch bis zur höchsten Stufe. Dieses sogenannte unsichtbare Leben finden wir natürlich auch auf den Bergen. Es beeinflußt nicht nur jedes Wesen, sondern ist auch mit dem Leben auf anderen Planeten verknüpft.

Die „Splendid Isolation" gibt es nicht, es gibt in Wirklichkeit keine Trennung zwischen den verschiedensten Lebensformen, denn alle sind voneinander abhängig und alle greifen ineinander und bilden ein harmonisches Ganzes.

Dieses sogenannte kleine Volk wurde von den verschiedensten Völkern durch Tausende Jahre hindurch gesehen, beobachtet und beschrieben.

Diese Wesen sind aus Äther geschaffen. Sie gehören daher zur Ätherwelt, in der sie wirken und aus der sie stammen.

Das Wissen um die Existenz von Naturgeistern ist nahezu ebenso alt wie der Glaube an die Engel. In allen alten Überlieferungen wird von Wesen gesprochen, die dem vier Naturelementen zugeordnet werden. Man unterscheidet allgemein die Erdgeister (Gnome), die Luftgeister (Sylphen oder Elfen), die Feuergeister (Salamander) und die Wassergeister (Nixen oder Undinen). Neben diesen Oberbegriffen hat sich im Volksgut eine Reihe weiterer Namen eingebürgert, von denen die bekanntesten Kobolde, Zwerge, Faune, Nymphen, Satyre oder Wichtelmännchen sind.

Die Naturgeister sind, zumindest in ihrer unteren Lebensstufe, noch nicht vollständig individualisiert. Sie verfügen nur über ein begrenztes Selbstbewusstsein und sind auch nicht unsterblich. Nach einer gewissen Lebensdauer lösen sie sich auf und kehren in eine Art Gruppenseele zurück. Je höher ein Naturwesen sich entwickelt, umso ausgeprägter wird auch seine Individualität, sodass bestimmte Elfen oder Sylphen, aber auch Wesen anderer Reiche in ihrer Reife nahe an die Stufe des Engelbewusstseins heranreichen können.

Alles Leben ist im Wachstum begriffen und reift größerer Vollkommenheit und Bewusstheit entgegen. Dies gilt selbstverständlich auch für Wesen der Naturreiche.

Blumenelfen oder Zwerge, die sich um das Mineralreich kümmern, werden als verspielte, glückliche Wesen charakterisiert, die in ihrer Unschuld und Reinheit spielenden Kindern gleichen. Von daher mag es nicht verwundern, dass vor allem Kinder immer wieder berichten, mit ihren „kleinen Spielgefährten" zusammen gewesen zu sein. In der

Regel dauern diese Wahrnehmungen bis zum siebten Lebensjahr an, dann schließen sich bei den Kindern die „Himmelsaugen".

Es ist erfreulich, dass die Menschen in den letzten Jahren wieder einen Zugang zu dieser Welt entdeckt hat, die nur darauf wartet, segensreich und helfend mit den Erdenbewohnern zusammenzuarbeiten.

Auch Sie können auf die Hilfe der Natur- und Berggeister zurückgreifen. Jede Hinwendung wird mit Dankbarkeit und Segen beantwortet.

Die Gnome

Die Gnome sind in ihrem äußeren Erscheinungsbild wie kleine Menschlein, können aber ihre Gestalt verändern. Sie leben innerhalb des Erdreichs und beschäftigen sich mit der Entwicklung von Gesteinen und Mineralien. Die Geologen haben höchstwahrscheinlich eine andere Meinung darüber.

Kobolde kommen genauso in den Bergen vor, wie ihre nördlichen Verwandte die norwegischen Nisse god Dreng und die schwedischen Tromte Gubbe. Die sind ähnlich den deutschen Heinzelmännchen, die auch bei den alltäglichen Dingen im Haushalt helfen.

In hügeligen Schottland findet man die Brownies, auch Vertreter der sogenannten kleinen Leute.

Es gibt aber solche, die rein nur in den Bergen vorkommen, wie zum Beispiel die Allgäuer Nebelkäppler, die die

Söbenspitze bewohnen und dort bevorzugt das Berginnere. Sie betreiben dort einen kleinen Erzbau und wenn sie gestört werden, ziehen sie ihre namentliche Nebelkappe über ihre Ohren und verschwinden im Dunst.

Die Südtiroler haben ihre Almgeister die Nörgele oder auch Kasermandl. Sie tun angeblich auch Böses. Wie auch der Gangerl, der für viele Felsrutsche verantwortlich ist.

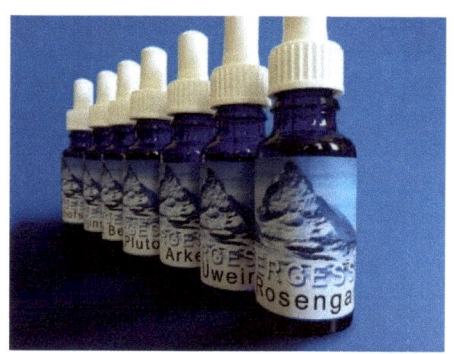

Alpspitze

Die Entspannungsessenz

HILFT BEI:

Angst; *Spannungszustände; Krämpfe.*

Die Alpspitze ist ein 2.628 Meter hoher Berg im Wettersteingebirge. Der pyramidenförmige Gipfel ist weithin sichtbar.

Die Wirkung ist die eines Entspannungsmittels. Sie wirkt vor Allem auf die Muskulatur. Vor dem Schlafengehen, das Mittel der Wahl. Unter Tags könnte es zu Ermüdungserscheinungen kommen, die jedoch auf eine totale Entspannung zurückzuführen sind und trotzdem störend wirken können.

In Kombination mit der Long Tong Living Essenz wird die Müdigkeit unterbunden und Sie können voller Tatkraft und trotzdem entspannt ans Tagwerk gehen.

Sie kann auch bei Angstzuständen und Extremsituationen in Kombination mit der Bischofsmütze genommen werden. Jeglicher „Herzschmerz" (Rosengarten) und „emotionale Herausforderungen" (Arkenu) können mit der Alpspitze unterstützt werden.

Auch für Personen, die zu Krämpfen neigen ist die Alpspitze eine sehr gute Essenz in Kombination zum Beispiel mit Magnesium.

Arkenu

Die emotionale Unterstützungsessenz

HILFT BEI:

Emotionale Herausforderung; Chaos in der Gefühlswelt; Bluthochdruck; gefühlsmäßige Verstimmung; Druck im Brustbereich.

Das Arkenu Massiv liegt in der libyschen Sahara. Die Essenz wirkt auf Herz und die Gefühlswelt, ganz allgemein. Sollten Sie einmal so richtig Liebeskummer oder sonst einer gefühlsmäßigen Verstimmung anheim fallen, so ist diese Essenz genau das Richtige für Sie.

Ein unbestimmter Druck auf oder im Brustbereich, der natürlich medizinisch abgeklärt wurde, kann sich in Entspannung auflösen. Alte Verletzungen im Herzbereich werden besser.

Eine Kombination mit der Rosengarten Dolomiten Essenz wirkt unterstützend. Gemeinsam mit der Präbichl Lungenessenz wird die Atmung, das Herz und das Gemüt unterstützt.

Bei Bluthochdruck ist sie die Essenz der Wahl. Die Kombination mit der Alpspitze und der Marmolada ist sinnvoll.

Für unsere Therapeuten: die Kombination mit Pluton und Iljinskij bedarf größter Vorsicht. Diese Mischung ist ein „emotionaler Durchputzer".

Arktische Kordillere

Die Lichtkörper-Unterstützer-Essenz

HILFT BEI:

Rückenschmerzen im Aufstiegsprozess; zur Aufrichtung; Verbindung zum Christusgitternetz; bei Gespaltenheit.

Die Arktische Kordillere ist ein stark gegliedertes Gebirge entlang der nordöstlichen Küste Nordamerikas und zugleich das nördlichste Gebirge der Erde. Die Essenz beinhaltet Mount Odin, Mount Aasgard, Mount Thor und die Conger Range.

Mount Odin ist der fünfthöchste Berg der Arktischen Kordillere und nach dem obersten Gott in der germanischen Mythologie benannt, der mächtigster Krieger und weisester Mann zugleich gewesen sein soll. Die Energie unterstützt die Bandscheiben, die ja zum weiblichen Element der Wirbelsäule zählen und oft eingequetscht werden und im Laufe unseres Lebens an Flüssigkeit verlieren.

Mount Aasgard ist nach dem Heim der Götter in der nordischen Mythologie benannt. Er besteht aus zwei Plateaugipfeln, die mit einem Sattel verbunden sind, ähnlich wie ein Wirbel in der menschlichen Wirbelsäule. Dies ist auch sein Wirkort, nämlich die Aufrichtung

jener, um die Lasten des Lebens besser tragen zu können.

Mount Thor ist ein Berg mit der höchsten Steilwand der Welt. Seine sehr weiche Energie unterstützt und beschützt Arme und Hände.

Die Conger Range ist eine ganze Gebirgskette und hilft mit ihrer Energie die Halswirbelsäule zu dehnen und eine Verbindung zum Christusgitternetz herzustellen. Weiters hilft die Essenz auch bei allen spaltenden Vorgängen.

Bischofsmütze

Die Notfallessenz

HILFT BEI:

Angst, Notfällen.

Die Bischofsmütze ist mit einer Höhe von 2.458 Metern der höchste Gipfel im Gosaukamm. Gemeinsam mit der kleinen Bischofsmütze bildet sie einen markanten Doppelgipfel. Die beiden Bischofsmützen sind durch die Mützenschlucht voneinander getrennt und liegen im Gemeindegebiet von Filzmoos.

Die Essenz ist die Notfallessenz schlechthin. Sie wirkt besonders stabilisierend auf den Solarplexus und den Emotionalkörper. Sie ist auch sehr gut bei Angst einsetzbar.

Sie kann zu allen Essenzen dazu kombiniert werden.

Dachstein

Die Reinigungsessenz

HILFT BEI:

Verschmutzung auf allen Ebenen; Unterstützung bei der Reinigung.

Der Dachstein ist an der Grenze zwischen Oberösterreich und der Steiermark und mit 2.995 Metern der höchste Gipfel des Dachsteingebirges.

Die Essenz unterstützt die Reinigung auf allen Ebenen und war die erste Bergessenz, die ich 2003 hergestellt habe. Ihre Wirkung war jedoch dermaßen stark, dass ich sie wieder vom Markt genommen habe. Erst sechs Jahre später wusste ich warum. Der Dachsteingletscher wurde viele Jahre als Müllhalde von Baufirmen benutzt und auch die Toilette wurde dorthin abgeleitet. Der Berg (ein Lebewesen) versuchte sich nun energetisch über meine Essenz zu reinigen und dies mit größtem Erfolg, was die wilden „Nebenwirkungen" bewiesen. 2009 jedoch wurde nun mit größter Sorgfalt mit Bauschutt und Abwässern umgegangen, nämlich alles in Tal transportiert. Somit konnte einige Jahre später eine wirklich tolle Reinigungsessenz entstehen, die gut in Kombination zu Körpertherapien, wie Rolfing und der Grinberg-Methode zum Einsatz kommen kann.

Fitz Roy

Die Lebensfreude-Essenz

HILFT BEI:

Depressionen auf Grund von Mangel an Lebensfreude; Projekte zu Ende bringen; aufmunternd.

Der mächtige Turm aus Stein und Eis des 3.406 Meter hohen Fitz Roy beherrscht die südlichen Andengipfel ganz im Norden des Los Glaciares Nationalparks zwischen Chile und Argentinien und ist einer der imposantesten Berge der Welt. Er ist neben dem Mount McKinley mit -45°C der kälteste Berg der Welt.

Dahinter befindet sich das Kontinentaleis des Südens, eines der größten der Welt. Früher wurde diese Region von den Tehuelche Indianern bewohnt.

Sie gaben dem Berg den Namen El Chaltèn. Dies bedeutet in ihrer Sprache „Vulkan". Heute nimmt man an, dass sie den Namen deshalb gewählt haben, weil sie die ständig präsenten Wolken an der Spitze mit Rauch verwechselten.

Den Namen Fitz Roy bekam der Berg dann vom argentinischen Landvermesser Francisco Peritio Moreno.

Die Essenz vermittelt eine pulsierende, lebensbejahende Energie. Die Mentalität der Argentinier kommt hier durch. Fitz Roy muntert zu Taten auf und ermutigt in jeder noch so ausweglosen Situation. Es ist, wie wenn Sie Musik hören und tanzen gehen. Ihr Leben wird voller Tatendrang.

Sie werden Projekte zu Ende bringen und Ihre Wohnung zusammenräumen und noch dazu die sonst vielleicht so mühselige Gartenarbeit tun.

Die Essenz wirkt auch bei Depressionen. Der Unterschied zur Mount Tasman Essenz besteht, dass hier die Depression auf Grund eines Mangels an Lebensfreude entstanden ist.

Wieder der Tipp für Therapeuten: Die Kombination mit der Iljinskij Essenz wirkt sogar aufputschend.

Großvenediger

Die Osteopathenessenz

HILFT BEI:

Verspannungen; Rückenschmerzen; falscher Grundspannung im Körper; Anregung der Selbstheilungskräfte; Wirkt positiv-rhythmisch auf die Pulse der Hirn- und Rückenmarksflüssigkeit.

Der Großvenediger, die „weltalte Majestät", ist der stark vergletscherte Hauptgipfel der Venediger-Gruppe in den Hohen Tauern und mit einer Höhe von 3.662 Meter vierthöchster Berg in Österreich.

Der Name Großvenediger wird erstmals 1797 in einem Protokoll einer Grenzbe-schau erwähnt. Bis dahin war der Berg als Stützerkopf bezeichnet worden.

Über die Herkunft des Namens herrscht Unklarheit, so soll er sich von hier durchziehenden Händlern, den Venedigern, herleiten. Weiters ist auch die Fernsicht bis nach Venedig eine oft erwähnte, mittlerweile aber widerlegte Theorie.

Die Erstbesteigung von 17 Männern, unter ihnen auch Erzherzog Johann, 1828 scheiterte, beim Versuch den Gipfel zu erreichen. Erst 40 Jahre später erreichte eine Gruppe geführt von Josef Schwab am 3. September den Gipfel.

Der Name Stützerkopf gibt meiner Meinung nach schon einen kleinen Hinweis auf die Qualität der Essenz. Sie unterstützt die Osteopathen, insbesondere bei der Craniosakraltherapie. Die Essenz wirkt positiv, also rhythmisch auf nicht rhythmische Pulse der Hirn- und Rückenmarksflüssigkeit. Nach der Einnahme erfolgt somit ein Spannungsausgleich.

Die Selbstheilungskräfte werden angekurbelt. Es löst sich die falsche Grundspannung im Körper. Dabei können sich Rückenschmerzen, Kopfschmerzen und Verspannungen ganz allgemein lösen.

Eine Kombination mit der Alpspitze, dem Matterhorn und dem Shisha Pangma ist sinnvoll.

Hohe Wand

Die Verzeihens-Essenz

HILFT BEI:

Genickprobleme; Halsstarrigkeit;
Verzeihen; Schuldzuweisungen;
Zorn.

Die Hohe Wand ist ein Wiener Hausberg und ein massives Karstgebirge in den Wiener Alpen. Mit 1.132 Metern ist dieser Berg nicht wirklich hoch, jedoch die Klettersteige haben es in sich. Sehr oft muss die Bergrettung ausfahren und Bergsteiger retten, die sich einfach zu viel vorgenommen haben. Von der Entfernung hat diese Wand auch ein richtiges Gesicht, welches sehr grimmig schaut.

Die Essenz wurde von mir als ursprünglich private Essenz für eine Familie gemacht, deren Vater bei einem Bergsteigerunglück ums Leben kam und seinen Sohn quasi mit seinem eigenen Tod das Leben rettete. Die Familie brauchte die Essenz um ihrem Schicksal zu verzeihen. Diese Form der Essenzenbestellung beinhaltete natürlich, dass die Essenz ein Jahr nur der Familie zur Verfügung stand.

Diese Essenz wirkt sehr stark auf das Genick. Sie fördert die Demut und lässt im Herzen alles verzeihen. Sie aktiviert das 6. Chakra, vor allem am Hinterkopf.

Mit der Einnahme dieser Essenz richtet sich Ihr Blick nach oben und öffnet gleichzeitig Ihr Bewusstsein für andere Dimensionen. Somit wird auch die Hellsichtigkeit gefördert.

Die Hohe Wand versöhnt alle und alles.

Iljinskij

Die Antriebsessenz

HILFT BEI:

Antriebslosigkeit; Konzentrationsstörungen; als Unterstützung bei der Metamorphosetherapie; für das physische und psychische „Durchputzen".

Der Vulkan Iljinskij ist 1.577 Meter hoch und befindet sich auf der südlichen Spitze der Halbinsel Kamtschatka. Der noch immer aktive Vulkan überragt den Wald am Ufer des Kurilensees.

Die Essenz erdet und gleichzeitig wird der Verstand total geschärft. Die Aufmerksamkeit auf den eigenen Körper und gleichzeitig auf die Umgebung, erreicht nach Einnahme der Essenz ihren Höhepunkt.

Sie kann als Wirkungsverstärker zu allen Essenzen dazu genommen werden (bitte mit größter Sorgfalt, am besten unter Aufsicht eines Therapeuten), bis auf die Alpspitze.

Durch die Einnahme erfolgt eine richtige Reinigung und Antriebssteigerung, in dem Maße, wie Körper und Geist dies verkraften. Sie hilft bei Konzentrationsstörungen, Antriebslosigkeit und um „besser sein Ziel zu erreichen".

Für Therapeuten eine gute Unterstützung bei der Energiearbeit, bei der Fußreflexzonentherapie und der Metamorphose Therapie nach St. Johns.

Kailash

Die Karma-Essenz

HILFT BEI:

Irdische Karmaauflösung; Klärung von Gefühlen und Gedanken; Intuition und Ausdrucksform.

Der Kailash ist ein 6.714 Meter hoher Berg im Gangdise Shan, dem westlichen Teil der Gebirgszüge des Transhimalaya in Tibet. Seine Spitze hat eine außergewöhnlich symmetrische Form und gleicht einer Pyramide, die ganzjährig mit Schnee bedeckt ist. In seinem Gebiet entspringen vier große Flüsse des südasiatischen Raumes, im Norden der Indus, im Osten der Yalong Zangbo (Brahmaputra), im Westen der Satluj und der Kernali im Süden

Er ist der heiligste Berg der Hindus und der Buddhisten. Im Sanskrit wird er auch der Nabel der Welt bezeichnet.

Der durch die besondere Form im tibetischen Buddhismus auch „Großes Schneejuwel" (gangs rin po che) genannte Berg wird zuweilen auch als Zentrum eines Welt Mandalas gesehen. Hierbei symbolisiert er den mythischen Weltenberg Meru, der gemäß hinduistischer und buddhistischer Kosmologie das Zentrum des Universums bildet.

Für die Hindus gilt der Berg ebenfalls als die Manifestation des Berges Meru und soll der Wohnsitz des Gottes Shiva sein.

Am Kailash kam es der Sage nach um 1100 n.Chr. zu einem Wettkampf zwischen Milarepa und seinem Bön Kontrahenten Naro Bönchung.

Der Ausgang des Rennens zum Gipfel wurde zu Gunsten Milarepas entschieden. Damit siegte der Buddhismus über die Bön. Laut Legende überholte Milarepa seinen Widersacher auf einem Sonnenstrahl sitzend und erreichte somit den Gipfel des Kailash als Erster. Der auf seiner Trommel reitende Naro Bönchung erschrak so sehr, dass er die Trommel fallen ließ. Beim Absturz schlug die Trommel eine tiefe senkrechte Kerbe in den Berg. Diese signifikante Spalte kann man auch heute noch an der Südseite des Berges betrachten. Naro Bönchung wurde zum Trost der Gurla Mandhata zugewiesen.

Auch um die Quernarbe an der Nordwand des Berges rankt sich eine Sage.

Diese Striemen entstanden durch Seile, welche böse Dämonen verwenden, um den Kailash nach Sri Lanka zu tragen. Buddha persönlich verhinderte dieses Vorhaben. Deshalb befindet sich der Legende nach auf dem Pilgerweg noch jede Menge Fußabdrücke Buddhas.

Der Berg ist aus Rücksicht auf seine religiöse Bedeutung bisher unbestiegen. *„Kein Ort ist wundervoller als dieser"*, hat der Yogi Milarepa (1052-1135) gesagt, der der Überlieferung nach als einziger gilt, der den Berg bisher bestiegen hat, und an dessen Fuß er lange Zeit in völliger Abgeschiedenheit lebte.

Die erste Genehmigung zur Besteigung wurde zwar 1985 Reinhold Messner erteilt, der eine Genehmigung für das umgebende Gebiet beantragte. Dieser verzichtete aber auf die Ausführung. Seitdem wurde keine weitere Erlaubnis erteilt, auch nicht im Jahre 2001, als der spanische Bergsteiger Jesus Martinez Novas seine geplante Expedition als „politische Demonstration gegen Umweltzerstörung und für größeres, globales Bewusstsein" deklarierte. Dies führte jedoch zu weltweiten Protesten verschiedener Religionsgruppen, die, unterstützt von berühmten Bergsteigern, eine Besteigung des Kailash ablehnen.

Somit steht uns Menschen hier ein Berg mit all seiner unberührten Energie zur Verfügung, der nur am Fuße in größter Ehrfurcht umrundet wird.

Eines solche Umrundung (tibetisch: Kora, oder Sanskrit: Pakrima) auf einem 53 km langen Weg, der bis in eine Höhe von ca. 5700 Meter führt über den Dölma La (Pass der Göttin Tara), ist die wichtigste Pilgerreise für Anhänger des Buddhismus, Hinduismus, Janaismus und Bön. Die Richtung der Umrundung erfolgt dabei in Abhängigkeit von der Religionszugehörigkeit des Pilgers: Buddhisten, Hindus und Jainas im Uhrzeigersinn, Anhänger des Bön gegen den Uhrzeigersinn. Nach der 13. Umrundung des Kailash bekommt der Pilger Zutritt zur inneren Kora. Vorgebliches Ziel jedes Buddhisten sei es, den Kailash 108 mal zu umrunden. Wer dies schafft, der erlangt unmittelbare Erleuchtung.

Der tibetische Kalender sieht zudem vor, dass in bestimmten Zeiträumen Umrundungen einen anderen Stellenwert haben, so zählt beispielsweise im Jahr des Pferdes jede Runde sechsfach.

Mit dieser Information kann man sich bereits die Energie der Bergessenz ein bisschen vorstellen.

Auch die Herstellung hat einige Jahre gedauert und von mir Erfahrung und Reife verlangt. Erst die Schwangerschaft mit meiner zweiten Tochter hat mir all dies ermöglicht und geistig den Himmel geöffnet um an diese besondere Energie heranzukommen. Somit war es mir erlaubt von diesem heiligen Berg eine Essenz zu machen.

Es ist eine wirklich heilige Essenz, die Sie bei Ihrer irdischen Karmaauflösung unterstützt. Sie wirkt sehr klärend auf Herz-, Hals-, Stirn- und Scheitelchakra.

Es ist wie bei der Bergumrundung, zu bestimmten Lebenszeiten, Zeiten, wo Entwicklungsschritte getan werden müssen, wirkt sie einfach besser.

Die Essenz wurde im Auftrag einer Yogagruppe von mir entwickelt. Die Gruppe schenkte sie ihrem Yogi als Gastgeschenk. Dies war für mich eine große Ehre.

Long Tong Living

Die Kraftspender Essenz

Einer der 7.000er an der Grenze zwischen Nepal und Tibet, ein Berg, der ein absoluter Kraftspender ist.

Einer der vielen heiligen Berge des Himalaya Gebietes, den Sie kaum auf einer Landkarte finden werden.

Eine äußerst hoch schwingende Essenz, die die Lebensenergie aktiviert. Sie belebt die Nierenenergie. Die Kundalinienergie schießt in die Höhe bis zum Herzen und zum Kopf. Hals und Kopf sind verbunden. Die Erdung ist enorm. Gleichzeitig kommt es zu einer Verbindung zwischen Kopf und Fuß und die Nervenbahnen werden aktiviert.

Sollten Sie sich jemals kraftlos fühlen, sei es durch die Arbeit oder schwerer Erkrankung, sowohl psychisch, als auch physisch, wird Sie diese Essenz auf „Vordermann" bringen. Auch bei alten Menschen und Tieren ist diese Essenz ein wahrer Jungbrunnen.

Vorsicht vor der Einnahme am Abend, vor dem Zubettgehen, Schlaflosigkeit, auf Grund von ungezügeltem Tatendrang.

Mit der Alpspitze kombiniert wird die Essenz etwas sanfter und somit auch am Abend einnehmbar.

Der Long Tong Living bringt Kraft und Mut ins Leben. Er wirkt auf alle Chakren, besonders auf das Wurzelchakra.

Marmolada

Die Essenz für jeglichen Wechsel

Die Marmolada, auch Marmolata oder ladinisch Marmoleda, der Name soll von der Ähnlichkeit des Felsens mit Marmor herrühren, ist der höchste Berg der Dolomiten. Die Marmolada ist ein westöstlich verlaufender Gratrücken, der von der Punta Penia über die Punta Rocca, die Punta Obretta zum Pizzo Serauta und der Punta Serauta führt. Dieser Gratrücken bricht nach Süden in einer geschlossenen, zwei Kilometer breiten und bis zu 800 Meter hohen Steilwand ins Ombrettatal ab.

Die auf der Nordseite zum Passo die Fédaia vergleichsweise sanft abfallende Flanke trägt den einzigen größeren Gletscher der Dolomiten, den Ghiacciaio della Marmolada.

Eine Südtiroler Sage erklärt (ätiologisch) den Ursprung des Marmoladagletschers so: Ursprünglich gab es auf der Marmolada kein Eis und Schnee, sondern fruchtbare Almen und Wiesen. Vor einem Marienfeiertag im August unterbrachen die Bauern wie üblich die Heuernte und gingen ins Tal, um in die Kirche zu gehen.

Doch zweien war die gebotene Feiertagsruhe gleichgültig, sie arbeiteten den ganzen Feiertag durch, um ihr Heu noch trocken in die Heuschober zu bringen.

Tatsächlich fing es auch gleich an zu schneien.

Doch schneite es immer weiter und hörte gar nicht mehr auf, bis schließlich die ganze Marmolada von einem Gletscher bedeckt war. Eine andere Version berichtet von einer gottlosen Gräfin, welche die Bauern zur Heuarbeit gezwungen hatte. Während sich die Bauern retten konnten, wurde die Gräfin samt Gesinde von den Schneemassen begraben.

Diese Sagen zeigen meiner Meinung nach einen starken Wechsel in der Energie auf diesem Berg an. Diese Eigenschaft stellt der Berg dann der Essenz zur Verfügung.

Die Erstbesteigung fand am 3. August 1802 statt. Drei Priester erreichten vom Passo di Fédaia aus den Höhenkamm bei der Punta Rocca. Leider verlor die Gruppe ein Mitglied beim Abstieg durch einen Spaltensturz. Daher wurde die nächste Besteigung auf Grund des Aberglaubens erst 50 Jahre später durchgeführt.

Im ersten Weltkrieg war die Marmolada Grenzgebiet zwischen Österreich-Ungarn und Italien. Die berühmte „Eisstadt", entstanden durch Sprengungen von Stollen von den Österreichern für den Nachschub und Unterkünfte.

Es gibt auch eine sehr schöne Bergkapelle auf der Marmolada mit einer sehr guten Energie.

Die Essenz selber wirkt gut in allen Situationen, die Veränderungen ins Leben bringen. Kinder mit Heimweh, oder Pflanzen nach dem Umtopfen, kann man sehr gut damit unterstützen.

Ideal in Kombination mit der Stodertalessenz, die generell beim Eingewöhnen, also bei der Verwurzelung hilft (natürlich auch bei Pflanzen).

Bei Liebeskummer, Scheidung, Umzug auch in Kombination mit der Rosengarten und der Arkenu Essenz.

Matterhorn

Die Schutzessenz

HILFT BEI:

Schutz in allen Lebenslagen; Kraftlosigkeit; Erfolglosigkeit; Erhaltung und Aktivierung des physischen und psychischen Immunsystems; Verstärker für alle anderen Essenzen; Schutzessenz für Therapeuten; bei Übergriffen durch Energievampire; hilft Gedankengut sauber zu halten.

Das Matterhorn liegt in der Schweiz und ist 4.478 Meter hoch. Es ist aus kristallinem Tiefengestein, aus Quarz-, Feldspat- und Glimmerkristallen. Diese Gesteinsarten sind sehr hart gegenüber Verwitterung und Abtragung. Dies zeigt auch den Charakter der Essenz.

Sie war meine erste Essenz, und in einem unfreiwilligen Selbsttest, ich hatte nämlich das Glas mit der Essenz mit meinem Wasserglas verwechselt und es in einem Zug ausgetrunken, kam eine angehende bereits sehr spürbare Verkühlung derartig zum Ausbruch, dass ich einen kurzen starken Schweißausbruch hatte.

Doch nach zwei Stunden war ich vollkommen gesund und beschwerdefrei.

Eine Essenz wie keine andere. Das Matterhorn ziert auch die Etiketten der Bergessenzen! Sie scheint vordergründig wie Rosenblüten zu sein, sehr sanft und harmonisch. Doch ihre gewaltige Kraft kommt unerwartet, abgedeckt von einer angenehmen Rosenblütenschwingung.

Sie ist eine sehr kraftvolle Essenz, die vor allem als Unterstützung bei diversen Vorhaben dient. Sie fördert gutes Urteilsvermögen und Tatkraft.

Sie gibt wirklich Kraft und Schutz in allen Lebenslagen. Soviel zur „Erfolgsessenz Matterhorn". In vielen Situationen, die für Sie schwierig sind und wo Sie volle Kraft und Erfolg brauchen: Nehmen Sie die Matterhorn Essenz! Durchaus auch bei Erkältungen und zur Unterstützung bei Erkrankungen. Sie aktiviert optimal das Immunsystem.

Sie passt auch zu jeder anderen Essenz als Verstärker dazu. Weiters schützt diese Essenz natürlich auch das „energetische Immunsystem".

Bei so genannten „Energievampir Übergriffen" ist sie ein guter Schutz. Gut für Personen, die therapeutisch tätig sind oder ganz generell viel Zeit mit Menschen verbringen.

Hilft auch gegen Neider und negativen Gedanken anderer. Gleichzeitig hilft sie auch unser Gedankengut sauber und rein zu halten.

Da die Essenz sehr kraftvoll ist genügt 5-6 Tropfen pro Tag.

Monument Valley

Nimm Deine Position in
der Familie und Gruppen ein

> **HILFT BEI:**
>
> *Familienaufstellungen; die Position
> in der Gesellschaft korrigieren und
> festigen.*

Das Monument Valley ist eine Ebene auf
dem Colorado Plateau an der südlichen
Grenze des US-Staates Utah, so wie
Nord Arizona und liegt im Navajo National Reservat. Es ist bekannt für seine
Tafelberge.

Die Anasazi Indianer- auch als „die Uralten" bekannt – waren die ersten Bewohner. Sie bauten die ersten Felshöhlenbehausungen. Der Stamm war ein
Matriarchat und Sonne und Mutter Erde
wurden als Götter verehrt. Noch heute
sind Teile des Gebietes Ritualplätze der
Indianer.

Die Essenz hilft das ureigene Programm,
dass sich in unseren Knochen befindet, zu klären und zu reinigen. Ebenfalls kann mit Einnahme der Essenz die
eigene Stellung in der Familie herausgefunden und gefestigt werden.

Sehr gut in Kombination mit Rosengarten, die Herzessenz und Krk, die Wasserfallessenz für das innere Kind.

Mount Everest

Spiritualität ist Normalität

> **HILFT BEI:**
>
> *Spirituelle Krisen; spirituelles
> Erwachen; Lichtkörperprozesse.*

Der Mount Everest ist mit 8.848 Metern
der höchste Berg der Erde und liegt im
Himalaya. Er gehört zu den 14 Achttausendern und den Seven Summits.
Der Mount Everest ist nach dem britischen Landvermesser George Everest
benannt. Auf Nepali heißt er Sagarmatha und auf Tibetisch Chomolungma-
Mutter des Universums.

Weil dieser Berg seit vielen Jahren quasi
„überbestiegen" ist, konnte ich lange
keine Essenz von ihm machen auch auf
Grund der großen Müllberge und der
vielen Toten auf ihm/ihr.

Es wäre zu wünschen, dass dieser Berg
nicht mehr sooft bestiegen wird, gereinigt wird und mit den ansässigen Mönchen immer wieder befragt wird, was
er/sie braucht und ob bestiegen werden
darf.

Wir haben deshalb beschlossen einmal
pro Jahr 5% der Einnahmen von jedem
verkauften Mount Everest Fläschchen
an Eco Everest Expedition zu spenden,
da dort jeder Bergsteiger Müll vom Berg
mitnehmen muss.

Energetisch wird hier die höchste Liebe
und das höchste globale Bewusstsein

repräsentiert. Der Berg unterstützt die Seelensternverbindung und die Verbindung zur 5. Herzkammer- Heilung auf allen Ebenen.

Mount Everest ist gut in Kombination mit dem Kailash, Rosengarten oder Havasu, der Karma Wasserfallessenz.

Mount McKinley/ Denali

Die Sexualessenz

HILFT BEI:

Unfruchtbarkeit; Brustschmerzen; Prostata- und Hodenbeschwerden; Gebärmutter- und Eierstockbeschwerden; Schutz bei Schwangerschaft; Fördert das Stillen; Wechselbeschwerden bei Mann und Frau; positive Einstellung zur Sexualität.

Der Mount McKinley oder von den einheimischen Inuits auch Denali genannt, ist der größte Berg Alaskas und der kälteste Berg schlechthin. Schon von Weitem sieht man ihn und er gilt als „weiblicher, heiliger" Berg in dem Gebiet.

Die Essenz arbeitet stark im Wurzelchakra und unterstützt die Sexualorgane bei Mann und Frau. Sie stärkt die Kundalinienergie von Wurzelchakra bis Schei-

telchakra. Die Mount McKinley Essenz sollte vorsichtig verwendet werden, denn sie kann Kopfweh verursachen.

Die Essenz wirkt positiv auf die Fortpflanzungsorgane, auf die Eierstöcke, die Gebärmutter, sowie die Brustdrüsen bei der Frau und auf die Prostata, Hoden und Samenqualität – führt zur Erneuerung des Samens – beim Mann.

Sollten Menstruationsbeschwerden, Brustschmerzen, Mastitis (Brustentzündung) bei der Frau, sowie Prostata- und Hodenbeschwerden beim Mann auftreten, ist die Essenz eine großartige Unterstützung.

Geistig und psychisch gesehen, wird das erste und zweite Chakra unterstützt und eine positive Einstellung zur Sexualität gefördert.

Mount McKinley hilft ebenfalls bei Sexualstörungen durch falsche, aufgezwungenen Moralvorstellungen.

Die Essenz kann auch während der Schwangerschaft eingenommen werden. Sie schützt die Schwangerschaft und stärkt den Muttermund und die Vaginalflora.

Unterstützend wirkt die Stodertalessenz, die ebenfalls das Wurzelchakra aktiviert.

In Kombination mit der Arkenu Essenz können die ersten drei Monate der Schwangerschaft, wo auch viele Zweifel und seelisch, geistig emotionale Unpässlichkeiten auftreten, unterstützt werden.

Beim Stillen fördert sie den Milchfluss, gleichzeitig wirkt sie gut mit der Arkenu Essenz gegen den „Babyblues".

Die Wechselbeschwerden bei Frau und Mann werden wesentlich gemildert.

Mount Shasta

Die Meditations- und Inspirationsessenz

HILFT BEI:

Geistiger Überblick; fördert die Inspiration; bringt die eigene Intuition näher; Meditation.

Der Mount Shasta ist ein zu der Kaskadenkette gehörender Vulkan im Norden von Kalifornien, Vereinigte Staaten. Er ist mit einer Höhe von 4.317 Meter neben dem Mount Rainier der zweithöchste Berg dieser Gebirgskette und einer der höchsten Berge Kaliforniens. Daneben ist er der zweithöchste Vulkan der USA. Mount Shasta City – schon aus 150 Kilometern Entfernung noch während der Fahrt durch Central Valley, erscheint der Mount Shasta am Horizont. In Kalifornien trägt er auch den Beinamen „Mount Everest von Silicon Valley".

Der Mount Shasta ist vulkanisch aktiv, somit neben der Iljinskij Essenz meine zweite Vulkanessenz. Der letzte Ausbruch fand im Jahre 1786 statt. Die Gipfelregion ist von fünf Gletschern bedeckt, darunter auch der größte Kaliforniens, der Whitney Glacier.

1854 war die Erstbesteigung. Seither lockt er Gipfelstürmer aus aller Welt. 1998 gelang es Robert Webb den Gipfel innerhalb von 24 Stunden sechsmal zu erklimmen. Er stieg insgesamt 11.500 Meter hoch. Dies war ein Weltrekord und man sieht, dass durch Visualisieren alles möglich ist..

Um den schlafenden Vulkan Mount Shasta im Norden Kaliforniens ranken Mythen von verschluckten Siedlungen, riesigen Energiefeldern und UFO Landeplätzen.

Das mächtige Massiv zieht aber nicht nur Mystiker in seinen Bann, es lockt auch Gipfelstürmer aus aller Welt.

Nur fünf Autostunden brauchen die Bewohner des für seine Computerindustrie berühmten Tales, um den Berg zu erreichen. Rund 12.000 Bergsteiger machen sich alljährlich auf den Weg. Nur die Hälfte von ihnen schafft den mühsamen Aufstieg zum Gipfel. „Dies ist kein Spaziergang", warnt Matt Hill, der seit elf Jahren als Ranger auf dem Vulkan patrouilliert.

An der Rangerstation in der Ortschaft Mount Shasta City kann sich jeder für 15 Dollar eine Klettererlaubnis besorgen. An langen Wochenenden im Sommer wurden schon bis zu 800 Bergsteiger gezählt.

Eine Zugangsbeschränkung gibt es nicht. Es fehlt aber auch ein deutlicher Pfad, der den Weg zum Gipfel weist. Matt Hill warnt vor den Gefahren: Steinschlag, Gletscherspalten, Lawinen und Wetterumschwünge.

Im Schnitt sterben jährlich zwei Menschen bei dem Versuch, den Berg zu erklimmen. Außerdem gehen zahlreiche Notrufe bei den Rettungsteams ein. Immer wieder würden sich Touristen in Turnschuhen auf den Weg machen. Als Mindestausstattung empfehlen die Berufskletterer Bergschuhe, Eispickel, Steigeisen und Sturmbekleidung.

Hier sehen wir, was eine bestimmte Bergenergie mit den Menschen, den Bergbesteigern machen kann.

In dem Fall vom Mount Shasta lässt er die Menschen fast schweben, sie scheinen im Irdischen unkonzentriert und viel zu wenig geerdet zu sein. Dieser Zustand ist für eine Bergbegehung unmöglich und sehr gefährlich.

Als Essenz jedoch hilft die Bergenergie dem Einnehmenden besser „abzuheben".

Der Blick vom 4.317 Meter hohen Gipfel entschädigt für den strapaziösen Aufstieg. Er reicht im Norden weit in den Nachbarstaat Oregon hinein. Im Süden schaut man auf den Lassen Vulkan hinunter, im Westen auf die „kleine Schwester" Shastina, den immer noch 3758 Meter hohen Nebengipfel des Mount Shasta.

Kein anderes Bergmassiv verstellt den 360 Grad Rundumblick auf die tief unten liegende kalifornische Ebene. Genauso einen „geistigen Rundumblick" bekommt man durch Einnahme der Essenz.

Aus dem alten Kraterrand dampft warmer Schwefel. Dem Alpinisten John Muir rettete das Naturphänomen 1875 angeblich das Leben. Ein Schneesturm hielt den Bergsteiger am Gipfel über Nacht gefangen. Die warmen Gase sollen ihn vor dem Erfrieren bewahrt haben. Wieder ein Beispiel für Inspiration des Bergsteigers, die sicher von der Bergenergie unterstützt wurde, sich genau dorthin zu legen.

Auf den tiefer liegenden Lavafeldern vom Mount Shasta trifft man häufiger auf New-Age-Anhänger, vor allem während der Sonnwendfeier, bei spirituellen Zeremonien. Berufskletterer sind ebenfalls von der mystischen Kraft des Vulkanes überzeugt und behaupten, dass er ihnen viel positive Energie gebe.

Möglicherweise war es ja auch diese magische Kraft, die den Amerikaner Robert Webb im Sommer 1998 dazu brachte, den Gipfel innerhalb von 24 Stunden gleich sechsmal hintereinander zu erklimmen. Bei seinem Weltrekord kletterte er vom Basiscamp aus insgesamt 11.500 Meter hoch – verschnaufen konnte er nur, wenn es auf Skiern wieder bergab ging.

Die Essenz fördert die Inspiration. Sie ist sehr gut zum Meditieren und bringt den Einnehmenden seinen eigenen Intuitionen näher.

Da der Mount Shasta ein Vulkan ist, ist er auch sehr kraftvoll, was sich in der Essenz widerspiegelt. Sie scheint zu Beginn sehr sanft zu sein und entfaltet im Laufe der Einnahme ihre Stärke.

Sie sollte nur von Menschen genommen werden, die keine Erdungsprobleme haben. Mit der Stodertalessenz kombiniert, kann das Erdungsproblem ein bisschen abgeschwächt werden. Trotzdem Vorsicht bei der Einnahme, eventuell jeden 2. Tag.

Mount Tasman

Die Depressionsessenz

> **HILFT BEI:**
> *Ausdauer; fördert den starken Willen; Steigert die Fröhlichkeit; Depressionen*

Der Mount Tasman ist mit 3.498 Meter der zweithöchste Berg Neuseelands. Er liegt in den neuseeländischen Alpen auf der Südinsel im Aoraki Mount Cook Nationalpark. In seiner unmittelbaren Nähe (vier Kilometer nördlich) befindet sich der höchste Berg Neuseelands, der Mount Cook (Aoraki) mit 3.754 Meter.

Die Erstbesteigung gelang 1895 durch E. A. Fitzgerald, M. Zurbriggen und J. Clarke. Die beste Zeit nach Neuseeland zu fliegen, um den Berg zu besteigen liegt zwischen Dezember und März.

Viele Bergsteiger, die ihr Glück an diesem herrlichen Gipfel probiert hatten, mussten feststellen, dass das Erklimmen schwieriger ist als es zunächst aussieht.

Diesen Berg zu besteigen, erfordert eine Topform des Körpers, eine enorme Ausdauer und einen starken Willen, den Berg zu bezwingen.

Umgekehrt liefert die Essenz die Energie der Ausdauer, des starken Willens und der Fröhlichkeit. Sie bringt Freude und Sinnhaftigkeit in Ihr Leben. Sie werden wieder aus vollem Herzen lachen können. In jeder depressiven Phase klärt der Mount Tasman den Kopf und macht das Herz wieder weit und breit für neue Erfahrungen. Sie wirkt sanfter und doch intensiver als die Fitz Roy Essenz.

Auch die Kombination mit der Bischofsmützen Essenz (Notfall) und der Alpspitze Essenz (Entspannung) haben sich als sinnvoll erwiesen.

Für Therapeuten: Die Kombination mit der Iljinskij Essenz kann eine Depression wie „wegblasen" und mit dem Pluton kann man bis zum Ursprung der Verstimmung kommen. Beide Methoden sind der Situation anzupassen, sehr vorsichtig vorzunehmen mit einer Einnahme alle zwei Tage zum Beispiel, da sie sehr effektiv und kraftvoll sind.

Mount Tyree

Von Altem Loslassen

HILFT BEI:

Belastungen aus der Vergangenheit.

Der Berg liegt in der Antarktis, ist mit 4.852 Metern der zweithöchste Berg des Kontinents und zählt somit zu den „Seven Second Summits". Er liegt 13 km entfernt vom Mount Vinson.

Er wurde 1958 durch einen Aufklärungsflug der US Navy entdeckt und 1967 zum ersten Mal bestiegen.

Bei den Besteigungen stellt er klettertechnisch höhere Anforderungen als der Mount Vinson, ist auch nicht so gut erschlossen und wurde erst sieben Mal bestiegen.

Dies deckt sich auch mit seinen Energien. Er hilft die Belastungen aus der Vergangenheit wegzunehmen – dies kann sich am Anfang oft als sehr anstrengend erweisen – und lernt den liebevollen Umgang damit und dann auch das Loslassen.

Gut in Kombination mit den Wasserfallessenzen Havasu und Hopetoun und dem Kailash.

Mount Vinson

Schwierigkeiten durch Genveränderung

HILFT BEI:

Lichtkörperschmerzen; Körperveränderungen; Anknüpfung ans Christusgitternetz.

Das Vinson Massiv ist ein großes Massiv im westantarktischen Ellsworthland. Es ragt im südlichen Abschnitt des Hauptkamms der Sentinel Range im Ellsworthgebirge auf. Das Massiv ist rund 22 km lang und 13 km breit. Die höchste Erhebung ist Mount Vinson und somit der höchste Berg der Antarktis und ist mit seinen 4.852 Metern der zweithöchste Berg des Kontinents. Er zählt zu den „Seven Second Summits".

Der Berg wurde nach dem US-amerikanischen Senator Carl Vinson benannt, der die Erforschung der Antarktis förderte. Bei einem Flug der US-Luftwaffe wurde der Berg 1958 entdeckt. 1966 erfolge die Erstbesteigung. Er gilt als besonders schwer zu besteigen, wegen der vielen Stürme und der extremen Kälte.

Seine Energien öffnen das globale Umdenken auf dem Planeten. Sie hilft uns die Verbindung zu unseren intergalaktischen Brüdern und Schwestern aufzunehmen. Dies ist oft, da wir ja hier auf Erden in der 3. Dimension sind, sehr schwierig so wie die Besteigungen des

Mount Vinson selbst, sehr kalt und windig. Die Kontaktaufnahmen in andere Dimensionen sind oft schwer und auch mit Körperschmerzen verbunden.

Die Essenz unterstützt auch den Lichtkörperprozess und die dabei entstehenden genetischen Veränderungen im Körper.

Gut in Kombination mit der Stodertalessenz zum Erden, der Kailash Karmaessenz, dem Großvenediger für die richtige Körperspannung und der Arktischen Kordillere für die Verbindung zum Christusgitternetz.

Pico del Teide

Die Nervenessenz

> **HILFT BEI:**
> *Nervenentzündungen, Zittern, Wachstumsschmerzen, Hexenschuss, Besetzungen.*

Der Pico del Teide ist mit 3.718 Metern die höchste Erhebung auf der kanarischen Insel Teneriffa und ebenfalls höchster Berg auf spanischem Staatsgebiet. Der Teide ist der dritthöchste Inselvulkan der Erde.

Sein Name, „El Teide", ist die hispanisierte Form des Guanchen-Begriffes „Echeyde". Er bezeichnet die Wohnung des bösen Dämonen Guayota, welcher, der Legende nach, den Sonnengott Magec eingefangen hatte und im Echeyde gefangen hielt. Die Dunkelheit erschreckte die Guanchen zutiefst und sie baten ihren obersten Gott Achamán um Hilfe. Dieser verjagte Guayota, befreite den Sonnengott Magec und verschloss die oberste Öffnung des Echeyde mit einem Stopfen, dem so genannten „Pan de Azúcar" (Zuckerbrot) oder „Pitón"(Zuckerhut).

Die Essenz des Pico del Teide erhellt „dunkle Kanäle" im Körper. Er wirkt stabilisierend auf das Nervensystem, wirkt gegen Zittern, wenn dies vom Zentralnervensystem ausgeht, gegen Alterstremor und auch Parkinson. Ursprünglich entstand die Essenz für meinen Vater.

Er wirkt ganz allgemein gegen Nervenschmerzen, auch Wachstumsschmerzen, Hexenschuss und Ischiasschmerzen.

Der Hexenschuss oder auch undefinierbare Nacken- und Schulterschmerzen werden in der Energiemedizin als fehlgeleitete Energie, bzw. eine Art „Fremdenergie", die eventuell von jemandem ausgesendet wurde angesehen. Wie Gott Achamán den Dämon Guayota verjagte und den Sonnengott Magec befreite, vertreibt diese Bergessenz die negativen Energien aus dem Körper und auch Energiekörper und erleuchtet die Energiekanäle.

Die Kombination mit dem Kailash und der Bischofsmütze ist sinnvoll.

Piz Bernina

Die Augenessenz

Verbesserung der Sehkraft – psychisch, wie physisch; bei Augenentzündungen; unterstützt das Dritte Auge; bei grünem und grauem Star.

Der Piz Bernina liegt im so genannten Festsaal der Alpen. Er ist der einzige Viertausender der Ostalpen.

Die Essenz, die die Augenkraft fördert und Dinge richtig sehen lässt. Ihre Wirkung beruht auf einer Muskelanspannung der Kopfansatzmuskulatur am Hinterkopf

Die Piz Bernina Essenz lässt besser sehen, sowohl physisch, psychisch und geistig. Das dritte Auge wird aktiviert, dies erklärt die psychisch, geistige Komponente. Sie lässt die Dinge auch in einem anderen, klärenden Licht sehen.

Indem die Muskulatur gestärkt ist durch die Einnahme, wird die Sehkraft verbessert. So Sie eventuell Ihr drittes Auge trainieren wollen, ist Piz Bernina das Mittel der Wahl.

Wenn Ihr Auge zu Entzündungen neigt, da dass Abflusssystem, der so genannte Schlemm'sche Kanal verstopft ist, kann die Piz Bernina Essenz eine gute Unterstützung darstellen. Bei grünem und grauem Star, auch vor und nach der Operation ist die Einnahme der Essenz sehr sinnvoll.

Pluton

Die Entgiftungseessenz

Psychischer und physischer Entgiftung; Dinge aus der Tiefe holen.

Die Pluton Essenz lässt wie ihre Herkunft – ein Pluton ist versteinertes Magma – alles „aus der Tiefe" an die Oberfläche kommen. Sei es organisch, wie Geschwüre oder eine versteckte Erkrankung, die endlich ihre Entgiftung erfährt. Auch bei geistigen psychischen Dingen kommt einiges zu Tage, zum Beispiel Unausgesprochenes oder Unerledigtes, das lange aufgeschoben wurde. Sie werden sehen, dass diese Dinge im Nu erledigt werden.

Die Essenz sollte zu Beginn vorsichtig eingenommen werden. Sie sollte auch nicht bei schweren Erkrankungen, in der Schwangerschaft und bei Kindern angewendet werden (bzw. nur nach Rücksprache mit einem Therapeuten).

In Kombination mit der Long Tong Living Essenz geben Sie dem Körper und Geist soviel Kraft, dass er die Entgiftung auf allen Ebenen besser schafft.

Auch die Alpspitze ist ein möglicher Kombinationspartner. Durch die Entspannung kommen „Dinge" auch oft besser an die Oberfläche.

Präbichl
Die Lungenessenz

HILFT BEI:

Freiem Atem; Asthma und anderen Lungenbeschwerden; Verkühlungen; für eine bessere Kommunikation.

Die Berggruppe liegt in der Steiermark an einem sehr hohen Berg im Erzgebirge. Eisenreich sind die Gesteine dort und dies wirkt sich natürlich auch auf die Essenz aus.

Die Essenz vermittelt ein freies Atmen. Die Lungenflügel können sich freier entfalten. Bei Asthma, anderen Lungenbeschwerden oder einer einfachen „Verkühlung" ist die Essenz eine großartige Unterstützung für die Atmung. Dies ist natürlich auch auf die Eisenschwingung zurückzuführen, da Eisen das Immunsystem unterstützt, indem es den Sauerstofftransport im Blut ankurbelt.

Der Körper kann elementares Eisen gar nicht so gut aufnehmen, deshalb ist die Eisenschwingung so wichtig für den Körper.

Da die Lunge auch das Organ der Kommunikation ist, unterstützt die Präbichl Essenz auch diesen Prozess.

Rosengarten Dolomiten
Die Herzessenz

HILFT BEI:

Liebeskummer; entspannt physisch und psychisch den Bereich des Herzens; nach Herzinfarkt; Angina Pectoris.

Bei Einnahme der Essenz können Sie in König Laurins sagenumwobenen Rosengarten eintreten. Bei Sonnenuntergang wirken die rötlichen Bergspitzen wie Rosen, daher der Name.

Die Essenz entspannt physisch und psychisch den Bereich des Herzens. Als Unterstützung nach einem Herzinfarkt oder bei Angina Pectoris Anfällen wirkt die Essenz entspannend und stärkend zugleich.

Liebeskummer und Kummer ganz allgemein sind ein Anwendungsgebiet. Auch alte seelische Verletzungen können sehr gut aufgelöst werden.

In der Therapie kann die Essenz mit der Iljinskij Essenz kombiniert werden. Dies muss aber vorsichtig geschehen und vom Therapeuten am Anfang überwacht werden.

Eine weitere gute Kombination ist die Alpspitze Essenz zur Förderung der Entspannung im Bereich des Herzens oder die Arkenu Essenz, um das Hauptaugenmerk auf die emotionale Ebene zu bringen.

Bei Liebeskummer oder richtig schlimmem Heimweh oder wenn ein neues Geschwisterchen kommt, bei Umzug mit Herzschmerz oder wenn eine Scheidung ins Haus steht, können Sie die Marmolada Essenz dazu kombinieren.

Auch immer am Beginn einer Schwangerschaft und dann die erste Zeit mit dem Neugeborenen – die Bonding Phase – ist ideal zur Einnahme der Rosengarten Dolomiten Essenz.

Rotgschirr

Hören ist wichtig

HILFT BEI:

Schwerhörigkeit auf allen Ebenen; stärkt die innere Stimme.

Das Rotgschirr ist ein 2.270 Meter hoher Berg im Toten Gebirge an der Grenze zwischen Steiermark und Oberösterreich. Der Name leitet sich aus dem Altdeutschen ab: Röll – Geröll auf einer Bergabdachung und Gschirr – ein von Löchern und Spalten zerrissenes Gestein.

Die Essenz wirkt sehr stark auf das Gehör. Sie unterstützt das Hören im physischen Sinne, sowie das Hören der inneren Stimme. Auch lernt man sein Gegenüber „besser" zu hören, verstehen und zwischen den Zeilen die Inhalte zu vernehmen. Die Hellhörigkeit kann so gefördert werden.

So manches Geröll im Ohr, sei es Kristalle im Innenohr, die auch einen Lagerungsschwindel auslösen können, können mit Rotgschirr in der Therapie unterstützt werden.

Im energetischen Sinne stärkt die Essenz das 5. und 6. Chakra. Auch das so genannte Ohrchakra, das sich über den Augen befindet und in der indischen Chakrenlehre ein Nebenchakra ist, wird aktiviert.

Bei wiederholten Ohrenentzündungen, Hörverlust und Tinnitus ist diese Essenz eine sehr gute Wahl.

Immer gut in Kombination mit der Kailash-Karmaessenz, der Wasserfallessenz Bodensee, die ja für die Beziehungen steht und die Ohren haben immer eine Verbindung zu unseren Nieren- die Beziehungsorgane schlechthin.

Shisha Pangma

Die Schilddrüsenessenz

HILFT BEI:

Schilddrüsenprobleme; unregelmäßiger Herzschlag; Kopfschmerzen auf Grund von Unregelmäßigkeiten der Schilddrüse; regelt den Hormonhaushalt; lässt besser Durchatmen

Der Shisha Pangma (früher auch Gosaithan) ist mit 8.027 Metern der niedrigste der Achttausender und gleichzeitig der vierzehnthöchste Berg der Erde.

Der tibetische Name Shisha Pangma bedeutet „der Bereich oberhalb der grasbewachsenen Ebene" und beschreibt genau die Ansicht, die sich dem Betrachter bei der Anfahrt aus dem Norden bietet, zur Essenzenbedeutung sei gesagt, dass die Schilddrüse dem Halschakra zugeordnet ist und dies bereits zu den oberen „gottnäheren Chakren" gehört. Sein Gipfel liegt ungefähr in der Mitte zwischen Katmandu und dem Fluss Tsangpo.

Ursprünglich wurde für den Shisha Pangma der indische Name (Sanskrit) Gosaithan verwendet, der so viel bedeutet wie „Platz der Heiligen".

Die Entdeckung dürfen wir Heinrich Harrer und Peter Aufschnaiter verdanken, die auf ihrer Flucht von Indien nach Lhasa die Shisha Pangma Gruppe skizzierten. Er wurde als letzter der Achttausender bestiegen.

Ausländische Bergsteiger durften erst seit 1978 auf den Berg. In den 1950ern war das Gebiet um den Shisha Pangma eine Gegend starker Unruhen, wo viele Mönche ihren Tod fanden, die in den vielen in dem „heiligen" Gebiet liegenden Klöstern lebten.

Der Berg scheint technisch leicht in der Besteigung zu sein. Jedoch ab 7.000 Metern Höhe verlangt er sehr viel. 22 Menschen haben ihn schon unterschätzt und sind am Berg geblieben.

Von der Wirkung her ist die Essenz eine absolute Schilddrüsenessenz. Sie gleicht jegliche Unregelmäßigkeiten aus. Weiters wirkt sie allgemein auf den Hormonhaushalt, lässt besser Durchatmen und gleicht auch so genannte Begleiterscheinungen einer Schilddrüsenfehlfunktion, wie Kopfweh, Unruhe, unregelmäßiger Herzschlag und Müdigkeit, aus.

Eine Kombination mit der Alpspitze bei Überfunktion und dem Fitz Roy und Iljinskij bei Unterfunktion der Schilddrüse, sowie dem Großvenediger und dem Mount McKinley sind sinnvoll.

Stodertal

Die Erdungsessenz

> **HILFT BEI:**
> *Erdungsproblemen; bringt die Urkraft ins Leben zurück.*

Die Stodertal Essenz wirkt ganz stark auf das Wurzelchakra und bringt eine gewisse Urkraft in Ihr Leben zurück. Sie erdet sehr gut, somit werden Sie die Essenz auch stark in den Füßen bzw. den Fußchakras spüren

Sie ist eine Essenz aus der Energie mehrerer Berge im Stodertal. Es sind enthalten der große und der kleine Priel, die Poppenalm, der Phyrnerkampl, der Scheiblingstein (1.190 m), die Spitzmauer (2.466 m), Ostrawitz (1.823 m), der Almkogel (2.116 m), der Hochplanberg (2.229 m), der Hebenkas (2.285 m) und der Hochstein.

All diese Berge umrahmen den berühmten Dolomitensteig, den Jagasteig, eine der ältesten Salzschmuggler-Route, die bis ins Ausseerland führt. Nicht zu vergessen das Wasser von der Quelle des Steyrursprungs.

Uluru

Der Aufstieg passiert in Dir

HILFT BEI:

Schwierigkeiten beim Aufstieg in die 5. Dimension; Verdauungsschwierigkeiten der Neuen Energien.

Der Uluru, auch Ayer's Rock genannt ist ein Inselberg in der zentralaustralischen Wüste, der sich ca. 350 Meter über sein Umland erhebt. Er ist ein Sandsteinmonolith inmitten des trockenen „Red Centre" im australischen Bundesstaat Northern Territory. Schätzungen zufolge entstand der Felsriese vor 550 Millionen Jahren. Auf Grund seiner spirituellen Relevanz für die Traumzeit-Erzählungen gilt er den lokalen Aborigines, den Anangu als heiliger Berg. Mittlerweile darf er auch nicht mehr bestiegen werden.

Die Geschichten der Ureinwohner handeln von einer universellen, raum- und zeitlosen Welt, der sogenannten Traumzeit, Quelle der Existenz, aus der die reale Gegenwart in einem unablässigen Schöpfungsprozess hervorgeht, um ihrerseits die Traumzeit mit neuen Erfahrungen und Vorgängen zu speisen. Dieses allumfassende dynamische-spirituelles Gewebe zwischen Traumzeit und Gegenwart erklärt, wie alles entstanden ist, und es begründet die ungeschriebenen Gesetze, nach denen die Aborigines leben.

Aus der Geschichte des Berges sind Ereignisse von verschwundenen Menschen bekannt. Möglicherweise befinden sie sich in anderen Dimensionen.

Der Berg an sich ist ein riesiges Portal sowohl ins Erdinnere, als auch in andere Dimensionen und hilft uns unsere eigenen Portale und Übergänge zu finden, v.a. in der Nacht.

Mit seiner Hilfe gelangen wir zu unserem innersten Kern und erreichen den körperlichen, seelischen und geistigen Aufstieg in die 5. Dimension.

Uweinat

Die Verdauungsessenz

HILFT BEI:

Angst, Aufregung und Nervosität; Magenbeschwerden; Unterstützt die physische und psychische Verdauung

Die Uweinat Essenz beinhaltet die Energie eines Gebirgszuges in Afrika, der 2.000 m hoch ist und in der westlichen Sahara, im heutigen Sudan liegt. Der Name Uweinat kommt aus dem Arabischen und bedeutet „kleine Quelle". Der Name deshalb, da es immer wieder in der sonst trockenen Wüste zu Regenfällen kommt. Die Essenz wirkt direkt auf den Solarplexus. Organisch gesehen hilft sie wunderbar bei Magenbeschwerden.

Geistig und psychisch gesehen hilft sie bei Angst, Aufregung und Nervosität. Sie lässt Dinge mit mehr Abstand betrachten und verschafft neue Klarheit.

Die Essenz ist eine Quelle der Ruhe und Zuversicht. Bei zu viel gesammelten Eindrücken, die nicht so gut verarbeitet werden können (zum Beispiel bei Kindern) hilft die Uweinat bei der „Verdauung" und Aufarbeitung.

DIE WASSERFALLESSENZEN

Wasserfälle sind fließende Gewässer, die Partikel wie Sand oder Steine mitführen und damit das weichere Gestein am Flussboden ganz allgemein aushöhlen und dort zu einer Vertiefung des Bodens führen. Dieses Strudelloch wird im Laufe der Zeit immer größer und so entsteht ein Wasserfall. All dies wird energetisch von den Wasserfallessenzen ausgenutzt um Blockaden wegzuschwemmen und Platz zu schaffen für Neues.

Wasserfälle strahlen eine besondere Energie aus, dieses Prana ist definitiv auch körperlich spürbar.

40.000 Liter pro Sekunde stürzen tosend und rauschend über die letzte Kante der Felsen und vernebeln mit kleinsten Wassertröpfchen das gesamte Tal. Gerade jene negativen Luftionen, die im Umfeld des Wasserfalles auftreten, und ihre Wirkung auf den Organismus des Menschen ist mittlerweile bereits Thema der Schulmedizin und hat ihren Anfang bei den Krimmler Wasserfällen gefunden. Dort wurde die Wirkung bei Asthmatikern wissenschaftlich nachgewiesen.

Bis zu 70.000 negative Luftionen werden direkt am Wasserfall gemessen, in normaler Raumluft beträgt dieser Wert 300 pro Kubikzentimeter, im Wald bis zu 3.000. Schon vor 200 Jahren notierte ein Salzburger Arzt: „*Unnachahmlich ist das Spritzbade in Krimml: vom feinsten Staub bis zum gewaltigen Strom, vom lieblichen Lüftchen bis zum Sturmwind – dies alles hilft gegen Entzündungen, Geisteszerrüttung und Empfindelei.*"

„Schtabiger Reibn" – Staubige Kurve heißt dieser Platz des Tals, in dem man vom Sprühstaub des Wasserfalls eingenebelt wird.

Wenn man sich fragt, was für ein Stoff dieser Sprühstaub ist, dann ist das eigentlich der Stoff aus dem die Sterne sind, es ist nämlich Plasma, geladenen Moleküle, etwas, was sonst nur im Weltraum vorkommt und hier eben durch das fallende Wasser erzeugt wird, wie Wissenschaftler aus dem Joanneum in Graz die Wasserfallenergie beschrieben haben. Auch konnten sie feststellen, dass die Luftionen einen beruhigenden Effekt auf den Organismus haben und somit bei Asthma, Allergien und Autoimmunerkrankungen eingesetzt werden können. Dieser natürliche Quell von Elektroaerosolen wird mittlerweile schulmedizinisch bei Atemwegserkrankungen eingesetzt und in Form von Kuren angeboten. Somit haben wir auch Sternenenergien in den Wasserfallessenzen.

In den Wasserfallessenzen ist neben dieser weiblichen Grundenergie auch noch die spezielle Energie des Ortes, an dem sich der Wasserfall befindet.

Die spülende Energie, die stetig und doch kräftig alle Blockaden wegspült im Irdischen so wie im Überirdischen, ist in den Wasserfallessenzen zu finden. Das Brausende und Tosende, das oft ohrenbetäubend ist, auch das finden Sie energetisch in den Essenzen vor. Hier liegt die Reinigung im Vordergrund, vor Allem von Fremdenergien. Denken wir nur an chinesische Hausreinigungen, die mit viel Lärm oder auch nur mit einem Händeklatschen sehr erfolgreich ist. Hardrockmusik mit seinen eher zerstörerischen Energien soll in der Tumortherapie Strukturen zum einstürzen bringen. Vielleicht ist das bei den Wasserfallessenzen nicht ganz so drastisch, aber doch sehr effektiv.

Die Geister der Wasserfälle

In vielen Sagen werden die Geister der Wasserfälle auf der ganzen Welt beschrieben. Oft werfen die Wanderer einen Stein ins Wasser um sie gütig zu stimmen.

Die Undinen und Nixen

Die Undinen bevölkern die Wasserfälle, Flüsse und Seen. Sie werden auch Wassergeister oder Nixen genannt und stellen die weiblichen, jungfräulichen Wassergeister dar. Undinen sind so genannte halbgöttliche Elementargeister. Der Name ist sowohl von althoch-deutsch „undia", als auch lateinisch „unda" mit der identischen Bedeutung „Welle".

Nach Paracelsus handelt es sich um Elementarwesen, welche mythologisch der Gattung Nymphe angehören und das Element Wasser verkörpern. Sie können in Waldseen und Wasserfällen entdeckt werden. Manchmal ist der bezaubernde Gesang einer Undine über dem Wasser zu hören. Meist treten Undinen wie Nymphen als dienende Begleiterinnen von Göttern in Erscheinung.

Die Nymphe ist in der griechischen und römischen Mythologie ein weiblicher Naturgeist, weibliche Gottheiten niederen Ranges, die als Personifikation von Naturkräften überall auftreten und teils als Begleiterinnen höherer Gottheiten und teils selbstständig wirken. Sie gelten als wohltätige Geister der Berge, Bäume, Wiesen, Flüsse, Wasserfälle und Grotten, sind aber nicht immer an dieselben gebunden und schweifen vielmehr frei umher. Sie führen Tänze auf, weben in kühlen Grotten, pflanzen Bäume und sind auf verschiedene Weise den Menschen hilfreich. Geräuschvolle Tätigkeiten der Menschen meiden sie aber. Nach meinen Seminaren in der Natur habe ich immer das Phänomen beobachtet, dass meine Wohnung mindestens drei Wochen danach vollkommen sauber und staubfrei blieb, ein Akt der Nymphen und Heinzelmännchen.

Nymphen gelten, wie Menschen als sterblich. Sie sollten allerdings wesentlich länger leben-bis hin zur Fast- Unsterblichkeit und ewiger Jugend. Der Tod einer Nymphe ist meist mit dem Ende dessen, was sie verkörpert – zum Beispiel eine Quelle oder auch ein Wasserfall, gleichzusetzen. Sie sind auch Träger von sexueller Kraft und Fruchtbarkeitsenergien.

Diese Verkörperung der weiblichen Energie ist der Grundstock der Energie der Wasserfallessenzen. Die weibliche Schöpferkraft ist kreativ, Leben oder Ideen gebärend, umwandelnd und heilend. Sie ist überfließende Liebe und dient sich selbst. Das weibliche Prinzip ist Hingabe, empfänglich und passiv.

Hiermit können die empfangenden Anteile von Frau und Mann aktiviert werden. Im Körper sind es die Muskeln, die Lymphe, das Zellwasser, das Weiche.

In Kombination mit den Bergessenzen mit den ausgewählten Themen haben sie Yin und Yang, links und rechts, weiblich und männlich vollkommen abgedeckt in Ihrer Energietherapie.

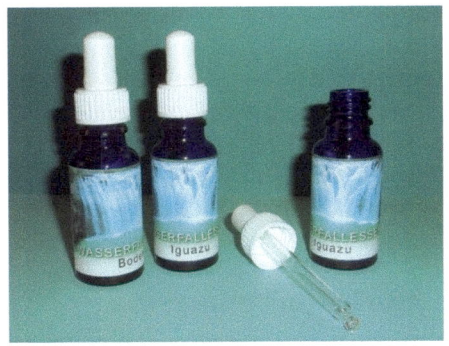

Augrabie

Die Hustenessenz

HILFT BEI:

Starker Verschleimung auf allen Ebenen; starker Husten, Bronchitis; Wut und Kommunikationsprobleme; auch bei Problemen mit der Schleimhaut.

Der Augrabie Wasserfall liegt in Südafrika, sein Namen bedeutet, „Ort des tosenden Lärms" und erinnert an den Lärmpegel eines Hustenanfalls oder aber auch an den Lärmpegel in unserem Kopf, wenn wir sehr wütend sind.

Die Essenz reinigt den gesamten Hals-Nasen-Ohren und Lungenbereich auf energetischer Ebene. Die Atmung wird leichter und Ablagerungen können leichter abgebaut werden.

Auch die Verschleimungen durch Wut, oft überlagert durch schlechte Ernährung können mit dieser Essenz aufgelöst werden. Schleim sind oft auch die unausgesprochenen Worte, die jetzt entweder ausgesprochen werden können oder aber auch von selber geheilt werden.

Indem die Lunge in der Organsprache dem Vater zugeordnet ist, ist hier auch ein Vaterthema akut. Die Essenz ist auch in der Familientherapie oder/und bei Familienaufstellungen sehr hilfreich.

Die Schleimhäute sind unsere Abgrenzung nach Innen. Auch hier unterstützt die Augrabie Essenz. Denken Sie beim Einsatz auch an den Urogenitaltrakt und Verdauungstrakt, da hier ja viele Schleimhautprobleme vorliegen und viele Autoimmunerkrankungen diese mit sich bringen.

Bodensee

Die Beziehungsessenz

HILFT BEI:

Beziehungskrisen; Beschwerden im Urogenitaltrakt; emotionale Belastungen.

Der Bodensee Wasserfall liegt im Ennstal in der Steiermark. Die Form des Wasserfalles erinnert uns an eine Vagina und genau dort wirkt die Essenz. Sie wirkt auch bei Männern und unterstützt auch dort den Urogenitaltrakt mit der Prostata. Im Grunde genommen aktiviert der Bodensee Wasserfall die drei Urzellen am Damm eines jeden Menschen. Dort befindet sich die Urprägung von uns allen; es sind dies die 3 ersten Zellen nach der Zellteilung. Im Urogenitaltrakt liegen viele Themen: die Verletzlichkeit, die Kreativität, die Fruchtbarkeit, Ängste vor dem Unbekannten, verschiedenste Missbrauchsthemen.

Indem die Kreativitätsentfaltung hier gefördert wird, kommt es automatisch zur Bewusstseinserweiterung.

Bei hormonellem Ungleichgewicht und Kinderwunsch sollten sowohl Frau als auch Mann an die Bodensee Essenz denken.

Gorogataki

Die Schutzessenz

HILFT BEI:

Radioaktive Belastung; Elektrosmog; ausgeliefert sein.

Der Gorogataki Wasserfall befindet sich in Japan, in der Präfektur Kumamoto auf der Insel Kyushu im Süden des Landes. Die Essenz entstand gleich nach dem Unglück im Atomkraftwerk von Fukushima und hat bereits vielen Menschen geholfen.

Der Gorgataki Wasserfall hilft dem Körper, radioaktive Schwingungen rasch wieder auszuscheiden. Bei höheren Belastungen können Sie die Zellen Ihres Körpers trainieren, mit Radioaktivität zu leben, ohne sich und ihre Zellen zu verändern. Die Essenz kann auch allgemein bei Strahlenbelastung angewendet werden. Die DNA kann sich durch die Essenz erholen und reparieren. Bei energetischen Übergriffen, wie schwarze Magie und Mobbing können Sie ebenfalls an die Essenz denken, da durch die Einnahme Ihre Aura gestärkt wird.

Alle Formen von sich ausgeliefert fühlen, können hier geheilt werden.

Die Essenz ist als einzige mit Wodka stabilisiert, da die Menschen in Tschernobyl, die wieder zurückgekehrt sind in die verstrahlten Gebiete, mir gezeigt haben, dass sie sich mit Wodka von der radioaktiven Strahlung reinigen und somit ohne Störungen und Erkrankungen dort weiterleben können.

Havasu

Die Karmaessenz der weiblichen Linie

HILFT BEI:

Chronische Erkrankungen; immer wiederkehrende Schmerzen und Ereignissen.

Der Havasu (Havazu) Wasserfall liegt in Arizona im wunderschönen Gran Canyon. Es sind 3 Wasserfälle: Havasupai, Havasuw und Hagjahgeevma) die im Havasu Creek in einem Seitental des Gran Canyon liegen.

Die Havasupai Indianer sind quasi die Bewahrer der Havazu oder auch Havasu Wasserfälle und damit auch das Wissen, das in diesem Wasser und auch in den umgebenden Wänden des Gran Canyon gespeichert ist. Der Colorado River, aus dem das Wasser stammt, ist für die indigenen Völker ein weibliches Wesen und das „Ewige Leben". In den Schichten des Gran Canyon findet man prähistorische Bilder und auch Atlantis soll dort zu finden sein. Ein paar Schichten fehlen

angeblich, so wird auch auf ein Atomkriegsereignis in sehr vergangener Zeit geschlossen.

Die Essenz reinigt jegliche „Karmaablagerungen" aus dem geistigen und körperlichen Bereich. Bei immer wiederkehrenden Schmerzen und unangenehmen psychischen Zuständen ist sie das Mittel der Wahl.

Unterstützend bei Reinkarnationstherapien, Ahnenforschung, Fussmetamorphose und Familienaufstellungen ist die Essenz eine wahrlich tolle Unterstützung. Entweder einnehmen oder auch in die Duftlampe während der therapeutischen Arbeit.

Hopetoun

Die Essenz des Loslassens

HILFT BEI:

Entgiftung; Ausmisten; Aufräumen auf allen Ebenen; Umzug; Kinder werden erwachsen; Jobwechsel.

Mit seinen 30 Metern Höhe ist der Wasserfall am Aire River in den Bergen *The Otways* im Great Otway Nationalpark in Australien im Bundesstaat Victoria südlich von Beech Forest, ein niedriger. Dadurch ist seine Energie eine sehr sanfte. Fast märchenhaft liegt der Wasserfall in einem Farnwald, wie in einem Feenwald und genau das ist seine Energie, er macht alles wieder gut. Jeglicher

Schmerz und jegliche Aufregung wird gelöst und jede Rauhheit wird wieder glatt.

Die Essenz lässt loslassen und relaxen. Man kann sie auch in jedes Massageöl geben und auch bei Körpertherapien, wie Rolfing, Faszientherapie, Osteopathie, Craniosakraltherapie, Chiropraxis und Polarity.

Auch bei einem Umzug, Heimweh und im Wechsel der Frau kann die Essenz eingenommen werden. Umgetopfte Pflanzen können ebenfalls durchs Beifügen ins Gießwasser von Hopetoun profitieren.

Iguazú

Das Sprengen jeglicher Blockaden

HILFT BEI:

Schmerzen durch Blockaden; Rheuma; Gicht; Störungen der Merkfähigkeit; Ablagerungen in den Gelenken.

Die Iguazú Wasserfälle liegen im Süden an der Grenze zwischen Brasilien und Argentinien. Ein gigantischer Wasserfall mit einer mittleren Durchflussrate von 1.740 Kubikmetern in der Sekunde. Sie bestehen aus 20 größeren und 255 kleineren Wasserfällen mit einer Ausdehnung von 2,7 Kilometern. Einige sind bis zu 82 Meter, der Großteil ist 64 Meter hoch. Somit ist der Iguazú Wasserfall der größte der Welt.

Die Essenz wirkt sehr gut bei Ablagerungen in den Gelenken und unterstützt auf energetischer Ebene. Auch bei Übersäuerung ist sie das Mittel der Wahl. Durch die Wasserfallenergie kommt die Körperenergie sehr gut in Fluss und die Ausscheidung der physischen und psychischen Schlacken wird energetisch optimal unterstützt.

Ablagerungen, also quasi die „Verkalkung" ist ein Zeichen von innerer Starre und äußerem Schlemmen, Konsumismus und ist ein Zeichen unserer Zeit. Hier wird der Lebensstrom durch einem „Born Out" im Leben jäh unterbrochen und man tritt auf der Stelle. Durch die Einnahme kommt alles wieder zum Fließen und kommt auf ein unheimlich gutes Energieniveau.

Auch in der Krebstherapie an Iguazú denken, da hier auch eine Art Ablagerung vorliegt.

Der Emotionsfluss ist in all den oben genannten Krankheitsbildern blockiert, hier wirkt Iguazú fantastisch.

Krk

Die Essenz des inneren Kindes

Der Skradinski-Buk Wasserfall befindet sich im Nationalpark Krk in Kroatien. Der Fluss Krk mündet in sieben Wasserfällen, eben den Krker Wasserfällen, die von ihrer Energie wie Balsam für die Seele sind. Die harmonisierende Wirkung der Essenz ist vor allem im Solarplexus und im Herzen zu spüren.

Indem es sieben Wasserfälle sind werden hier auch alle sieben Chakren angesprochen und energetisiert. Somit können alle Jahressiebte hier therapiert werden. Jedes Chakra wird vom Menschen sieben Jahre gelebt, laut Anthroposophen, also zum Beispiel 1. Chakra vom 1. bis zum 7. Lebensjahr, wo es ja tatsächlich um das Verwurzeln und Ankommen auf diesem Planeten geht. Die Störung führt zu Erdungsstörungen, Abgehobensein, das Leben hassen, nicht annehmen, im Leben der totale irdische Misserfolg und Lebensmüdigkeit.

Das 2. Chakra wird vom 8. bis zum 14. Lebensjahr gelebt, wo es um das sexuelle Erwachen und das Selbstwertgefühl geht. Bei Störungen kommt es zu sexu-ellen Störungen, vermindertes Selbstwertgefühl, Hormonschwankungen, Ängste, schlechter Umgang mit Geld, Kinderlosigkeit und Rückenbeschwerden – kein Rückgrat haben.

Im 3. Chakra verbringen wir das 15. bis zum 21. Lebensjahr. Wir nabeln uns ab und brauchen viel Selbstbewusstsein. Bei Blockaden kommt es zu Essstörungen, den Überblick verlieren, Verdauungsstörungen auf allen Ebenen.

Das 4. Chakra wird vom 22. bis zum 28. Lebensjahr gelebt und meist ist dies die Zeit der eigenen Familiengründung, der ersten eigenen Kinder oder voll ankommen im Job, was immer gut ist mit einem offenen Herzen. Bei Blockaden kommt es vermehrt zu Herz-Kreislaufstörungen, erhöhtem Blutdruck und generell Druck im Leben, Lieblosigkeiten, gestörte Beziehungen.

Das 5. Chakra ist vom 29. bis zum 35. Lebensjahr, hier wird Selbstausdruck geübt, man muss sich viel merken, viel denken und sprechen, sowohl im Job als auch privat. Bei Blockaden kommt es zu Schilddrüsenbeschwerden mit Hormonschwankungen, Nackenbeschwerden, Halsstarrigkeit, Sprach-und Hörblockaden und Schwierigkeiten, Geistiges auf die Erde zu bringen und umgekehrt.

Das 6. Chakra ist vom 36. bis zum 42. Lebensjahr, hier ist die spirituelle Entwicklung quasi ein „must have". Der Weitblick kommt automatisch dazu, man nimmt die Dinge nicht mehr so ernst und es lebt sich leichter. Bei Blockaden kommt es zu Engstirnigkeit,

Kopfschmerzen, Schlechtsichtigkeit, Hörverlust, keinen Zugang zur Spiritualität.

Das 7. Chakra ist vom 43. bis zum 49. Lebensjahr. Hier bringen wir alles zur Vollkommenheit. Bei Blockaden eben nicht.

Ab dem 50. Lebensjahr durchlaufen wir alle Chakren wieder in Sieben-Jahres-Zyklen nur jeweils auf einer energetisch höheren Ebene. Gerade in diesen Jahren, wenn die Kinder aus dem Haus sind, der Job vielleicht schon volle Routine ist kommen oft viele Blockaden aus der Kindheit zu Tage und gerade hier kommt die Krker Wasserfallessenz voll zum Einsatz.

Die Essenz kann zu allen Essenzen dazu kombiniert werden, um dadurch auch immer die Energien aus der Kindheit zu betreuen.

Purakaunui

Die Herzensessenz

HILFT BEI:

Herzbeschwerden; seinen wahren Herzenswunsch erfüllen.

Der Purakaunui Wasserfall liegt in Neuseeland. Es sind eine Kaskade mehrere Wasserfälle des Purakaunui Rivers in den Catlins auf der Südinsel Neuseelands. Die Fallhöhe beträgt nur 20 Meter, das erklärt auch ihre sanfte Energie. Sie sind das Wahrzeichen von Südost- Neuseeland.

Auch ich habe das Bild dieses wunderschönen Wasserfalls als Bild für die Etiketten der Wasserfallessenzen gewählt, da seine Schwingung so wunderschön ist und die Essenzen ja auch meine Herzensangelegenheit sind.

Die Essenz reinigt das Herz von falschen Wünschen, von Schmerz und Kränkungen. Auch unterstützt sie auf energetischer Ebene bei Ablagerungen in diesem Bereich. Sie macht das Herz leicht.

Wir sehen, dass der Wasserfall über mehrere Ebenen fließt und so sollte es auch mit unseren Wünschen und sonstigen Herzensangelegenheiten sein, sie sollen immer auf mehreren Ebenen in uns geprüft und abgewogen werden.

Wenn das Leben nicht mit dem Herzen gesehen und gelebt wird, kann dieses auch brechen. Purakaunui hilft, sein Herz zu öffnen, ohne Angst und mit voller Ehrlichkeit an all die Dinge im Leben heranzugehen. Oft sind im Herzen Blockaden durch Energien von Außen, Ängsten von anderen Menschen, Orten oder auch aus unserem Inneren, der Ahnenreihe. Hier hilft die Essenz all das wegzuschwemmen.

Sunwapta

Die Notfallessenz

> **HILFT BEI:**
> *Tragen von Lasten auf allen Ebenen; in allen Notfällen; bei Wirbelsäulen- und Schulterbeschwerden.*

Der Sunwapta Fall befindet sich im Josper Nationalpark in Kanada. Er besteht aus zwei Wasserfällen des Sunwapta Rivers, die die Energie für die Essenz bereitstellen. Das Wasser kommt vom Athabasca-Gletscher. Der Name stammt von der indigenen Urbevölkerung und bedeutet „wildes Wasser".

Diese wilde Energie durchströmt jetzt bei Einnahme alle Meridiane und lockert somit die Muskulatur, also von der Organzuordnung die Mutter in uns (der Vater wären die Knochen und die Sehnen, Faszien das innere Kind). Somit können auch Probleme mit der Mutter oder als Mutter gelöst werden.

Weiters beeinflusst sie auch das Zwerchfell, eine Muskel-Sehnen-Platte, welche die Brust- und Bauchhöhle voneinander trennt, also die drei irdischen Chakren vom Herzchakra quasi unserem Zentrum und gleichzeitig Kommandozentrale. Viele Menschen haben eine sehr hohe Spannung auf dem Zwerchfell durch Stress und auch Übergewicht. Somit kommt es oft zu Sodbrennen und im schlimmsten Fall zu einem Herzinfarkt. Mit Sunwapta wird das Herz wieder das Kommando übernehmen und das Körpergefühl kommt zurück, wie viel Last man auf allen Ebenen ertragen will und kann.

Die Sunwapta Wasserfallessenz nimmt jegliche Last und ist als Notfallessenz einsetzbar. Sie ist gut spürbar am Rücken und in der Herzgegend.

Svartifoss

Die spirituelle Denkeressenz

HILFT BEI:

Kopfschmerzen; Kopfzerbrechen; Lernunlust oder Lernschwierigkeiten; Merkfähigkeitsstörungen; fehlender Weitblick; zu wenig Offenheit zur Spiritualität; Störungen im 6. und 7. Chakra.

Der Wasserfall liegt im Skaltafell Nationalpark im Südosten Islands. Sein Name bedeutet so viel wie „der schwarze Wasserfall". Eingebettet von dunklen Basaltsäulen vulkanischen Ursprungs stürzt er idyllisch in ein steiniges grün beflecktes Becken. Er war Vorbild für die Säulenarchitektur der Hallgrimskirkja in Reykjavik, die größte Kirche Islands. Hier sehen wir bereits die sehr spirituelle Energie dieses Wasserfalles, der sogar den Architekten der Kirche inspiriert hat.

Die Svartifoss Wasserfallessenz wirkt reinigend auf die Intuition und lässt den Blickwinkel positiv verändern. Sie wirkt auf das Dritte Auge und das Scheitelchakra.

Kopfschmerzen kann die Essenz sehr positiv lösen, indem sie die Intuition und das Selbstvertrauen unterstützt. Sie nimmt damit auch diverse Ängste, die ja oft im Kopf entstehen.

Durch die hervorragende Intuition können natürlich auch sämtliche Lern- und Merkblockaden gelöst werden. Auch bei Alzheimer und Demenz immer an Svartifoss denken.

Auch wenn traumatische Ereignisse vergessen wurden oder man gerade im Begriff ist es zu tun, kann Svartifoss zur Notfallessenz dazu genommen werden, um die Erinnerung an die Oberfläche zu bringen oder zu halten, wo dann die Heilung einsetzen kann.

CHAKRENZUORDNUNG

1. Chakra – Wurzelchakra
   Arktische Kordillere, Fitz Roy, Iljinskij, Kailash, Krk, Long Tong Living, Matterhorn, Monument Valley, Stodertal

2. Chakra – Nabel-/Sexualchakra
   Arktische Kordillere, Augrabie, Bodensee, Fitz Roy, Iguazú, Kailash, Krk, Mount McKinley, Sunwapta

3. Chakra – Solarplexus
   Arktische Kordillere, Augrabie, Kailash, Krk, Sunwapta, Uweinat

4. Chakra – Herzchakra
   Arkenu, Arktische Kordillere, Kailash, Krk, Monument Valley, Purakaunui, Rosengarten Dolomiten, Sunwapta

5. Chakra – Halschakra
   Arktische Kordillere, Augrabie, Hohe Wand, Kailash, Krk, Präbichl Lunge, Rotgschirr, Sunwapta

6. Chakra – Stirnchakra
   Arktische Kordillere, Bodensee, Iguazú, Kailash, Krk, Matterhorn, Mount Everest, Mount Shasta, Piz Bernina, Rotgschirr

7. Chakra – Scheitelchakra
   Arktische Kordillere, Kailash, Krk, Mount Everest, Mount Shasta, Mount Vinson, Svartifoss, Uluru

Übergeordnete Essenzen
   Alpspitze, Bischofsmütze, Dachstein, Gorogataki, Großvenediger, Havasu, Hopetoun, Long Tong Living, Marmolada, Mount Tasman, Mount Tyree, Mount Vinson, Pluton, Uluru

SYMPTOMVERZEICHNIS

Chronische Erkrankungen
  Havasu

Craniosacraltherapie
  Großvenediger, Hopetoun, Krk

Depression
  Fitz Roy, Krk, Mount Tasman

Drittes Auge
  Piz Bernina, Svartifoss

Durchhaltevermögen
  Fitz Roy, Purakaunui, Sunwapta

Eindrücke (zu viele)
  Uweinat

Elektrosmog
  Gorogataki

Emotionaler Druck
  Arkenu, Iljinskij, Krk, Pluton, Purakaunui

Energievampir (Schutz gegen)
  Matterhorn

Energieverlust
  Matterhorn

Entgiftung
  Hopetoun, Iguazú, Pluton, Dachstein

Entspannung
  Alpspitze, Hopetoun

Entzündung
  Iguazú

Erdung
  Stodertal

Erfolg
  Matterhorn

Erkältung
  Augrabie, Iguazú, Matterhorn, Präbichl

Familienaufstellungen
  Monument Valley

Fokus
  Iljinskij

Fröhlichkeit
  Mount Tasman

Füße
  Stodertal

Fußreflexzonentherapie
  Iljinskij

Gebärmutter
  Bodensee, Mount McKinley

Gedächtnis
  Iguazú, Svartifoss

Gedanken
  Matterhorn

Gefühlschaos
  Arkenu, Kailash

Gelenke
  Iguazú

Genick
  Hohe Wand

Geschwüre
  Havasu, Kailash, Pluton

Gespaltenheit
  Arktische Kordillere

Grauer Star
  Piz Bernina

Grüner Star
  Piz Bernina

Halsstarrigkeit
  Hohe Wand

Heilungsprozess
  Long Tong Living

Heimweh
  Hopetoun, Krk, Marmolada

Herzenswunsch
  Purakaunui

Herzinfarkt
  Arkenu, Purakaunui, Rosengarten

Herzklopfen
  Arkenu, Purakaunui, Rosengarten, Shisha Pangma

Herzschmerz
  Alpspitze, Arkenu, Purakaunui, Rosengarten

Hexenschuss
  Pico del Teide

Hoden
  Bodensee, Mount McKinley

Höheres Selbst
  Mount Vinson, Krk

Hören
  Rotgschirr

Hormone
  Bodensee, Mount McKinley, Shisha Pangma, Svartifoss

Husten
  Augrabie

Immunsystem
  Matterhorn

Innere Stimme
  Kailash, Rotgschirr

Inneres Kind
  Krk

Inspiration
  Mount Shasta

Intuition
  Kailash, Mount Shasta

Karma
  Havasu, Kailash

Kindheitstrauma
  Krk

Kommunikation
  Augrabie, Präbichl

Konzentration
  Iljinskij, Svartifoss

Kopfschmerzen
  Havasu, Shisha Pangma, Svartifoss

Kraft
  Long Tong Living, Sunwapta

Krämpfe
  Alpspitze, Hopetoun

Kummer
  Krk, Purakaunui, Rosengarten

Lebensfreude
  Fitz Roy, Krk, Mount Tasman

Lernen
  Svartifoss

Lichtkörperprozess
  Mount Everest, Mount Vinson

Liebeskummer
  Arkenu, Marmolada, Purakaunui,
  Rosengarten

Loslassen
  Hopetoun, Mount Tyree

Lungenbeschwerden
  Augrabie, Präbichl

Magenbeschwerden
  Augrabie, Uweinat

Meditation
  Mount Shasta, Svartifoss

Muskeln
  Großvenediger

Mut
  Krk, Long Tong Living

Muttermund
  Bodensee, Mount McKinley

Neid
  Matterhorn

Negative Gedanken
  Matterhorn, Svartifoss

Nervensystem
  Pico del Teide

Nervosität
  Hopetoun, Uweinat

Neue Energie
  Uluru

Notfall
  Bischofsmütze, Sunwapta

Ohren
  Rotgschirr

Osteopathie
  Großvenediger, Krk

Prostata
  Bodensee, Mount McKinley

Reinigung
  Dachstein, Pluton

Rekonvaleszenz
  Long Tong Living

Rheuma
  Iguazú

Ruhe
  Hopetoun, Krk, Uweinat

Rückenschmerzen
  Arktische Kordillere, Großvenediger,
  Krk, Sunwapta

Scheidung
  Marmolada, Purakaunui,
  Rosengarten

Schilddrüse
  Augrabie, Krk, Shisha Pangma

Schleimhäute
  Augrabie

Schuldzuweisungen
  Hohe Wand

Schultern
  Sunwapta

Schutz
Matterhorn

Schwangerschaft
Bodensee, Mount McKinley,
Purakaunui, Rosengarten

Seele
Krk, Mount Vinson

Sehkraft
Piz Bernina

Selbstheilungskräfte
Großvenediger, Krk, Matterhorn

Sexualität
Bodensee, Mount McKinley

Sinnhaftigkeit
Mount Tasman

Spiritualität
Mount Everest, Svartifoss

Stellung in der Familie
Krk, Monument Valley

Stillen
Bodensee, Mount McKinley,
Purakaunui, Rosengarten

Strahlung
Gorogataki

Sturheit
Hohe Wand

Systemisches Arbeiten
Monument Valley

Umtopfen
Hopetoun, Marmolada, Stodertal

Umzug
Hopetoun, Marmolada, Purakaunui
Rosengarten

Unfruchtbarkeit
Mount McKinley

Unterbewusstsein
Krk

Urogenitaltrakt
Bodensee

Vaginalflora
Augrabie, Bodensee, Krk, Mount
McKinley

Veränderung
Hopetoun, Marmolada

Verdauung
Augrabie, Uweinat

Vergangenheit
Mount Tyree

Vergeben
Hohe Wand, Mount Tyree

Vergiftung, energetisch
Dachstein

Verkühlung
Augrabie, Matterhorn, Präbichl

Verspannung
Alpspitze, Großvenediger, Hopetoun,
Sunwapta

Verstimmung, emotional
  Arkenu, Fitz Roy

Verzeihen
  Hohe Wand

Vitalität
  Iljinskij, Long Tong Living, Stodertal

Wechselbeschwerden
  Bodensee, Mount McKinley

Wirbelsäule
  Sunwapta

Wut
  Augrabie

Zittern
  Pico del Teide

Willenskraft
  Mount Tasman

Zerstreutheit
  Iljinskij

Zorn
  Hohe Wand

Zuversicht
  Krk, Uweinat

FORTLAUFENDE TESTLISTE

Diese Testliste ist für Menschen gemacht, die Essenzen per Muskeltest, Pendel, Biotensor oder irgendeine andere Art austesten möchten. Sie enthält alle Essenzen in fortlaufender Nummerierung, so dass Sie einfach über ihre Nummer ausgetestet werden können. Nach dem Namen der Essenz ist die Seitenzahl angegeben, auf der Sie die Beschreibung in diesem Buch finden können.

Das Austesten der Essenzen erfolgt mit dem Berg-und Wasserfalltestset, mittels Tensor, kinesiologisch oder mit Ziehen der Essenz. Ich selber verwende das Testset, um für meine Klienten eine Art Reading zu erstellen. Jede Essenz ergibt ein Thema und mehrere Themen zusammen ergeben eine Lebensgeschichte.

BEZUGSQUELLEN

Die Berg- und Wasserfallessenzen können direkt von der Herstellerin bezogen werden.

Dr. Mag. Doris Hauk
Wiedner Gürtel 12/12
1040 Wien
Österreich

Tel.: +43 (0) 676 3266619
E-Mail: doris.hauk@aon.at
http://bergessenzen.at

Eine weitere Bezugsquelle mit weltweitem Versand ist

Der Essenzenladen
Schweinheimer Str. 6 B
63739 Aschaffenburg
Deutschland

Tel.: +49 (0) 6021 22001
Fax: +49 (0) 6021 22010
E-Mail: info@essenzenladen.de
https://www.essenzenladen.de